歯科医院の
トリセツ

笠間慎太郎／著

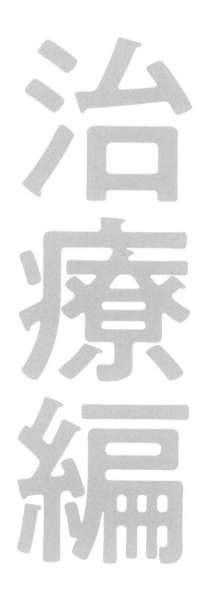

治療編

医歯薬出版株式会社

This book was originally published in Japanese
under the title of :

Sika Iin No Torisetsu : Chiryo Hen
(Illustrated Guide to Dental Clinic : Understand treatments)

Kasama, Shintaro
Kasama Dental Clinic

© 2020 1st ed.
ISHIYAKU PUBLISHERS, INC.
7-10, Honkomagome 1 chome, Bunkyo-ku,
Tokyo 113-8612, Japan

はじめに

「歯を抜かれた。歯を削られた」

命に関わらないけれど、嫌な思いをする処置が多いことも歯科の特徴です。

だから被害者意識も生まれやすいのかもしれません。

さらに患者さんは歯科治療中、

ほとんどの場合に全身麻酔で眠ったりせず、意識があります。

常にその反応を窺いつつ治療を行うことの難しさを感じる反面、

患者さんの満足が得られその場でまさにリアルタイムに喜びを感じられる醍醐味は

何にも代え難いものがあります。

一方で口のなかを処置している様子はご自身でなかなか見ることはできません。

ましてや歯1本、立てれば1玉に乗っかるサイズです。

そのような小さな場所で一体何が行われているのか、

理解することが難しいのもわかります。

緊張で精神的に穏やかではないこともあるでしょう。

さらに言えば、歯科医師サイドも治療時間に制約などもあります。毎度、十分に

わかりやすく情報を伝えきれているか、と聞かれると耳が痛いものがあります。

そこで、まさにその治療に関する情報の一部を補うこと。

それが本書、『歯科医院のトリセツ 治療編』の目的なのです。

歯科の治療がどのようなものか、

普段口のなかで行われている作業も、すべて筆者描きおろしのイラストで解説しました。

直接的に恐怖を覚えるようなリアルでグロテスクな表現は一切ありません。

安心して、その治療のイメージを掴んでいただけるように配慮しています。

では、この『歯科医院のトリセツ 治療編』であなたが受ける治療を確かめてみましょう。

かさま歯科クリニック院長　笠間慎太郎

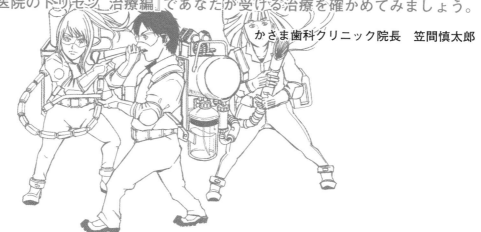

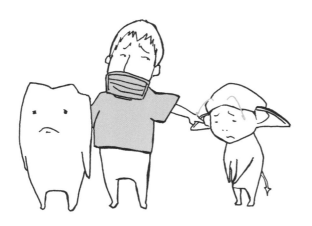

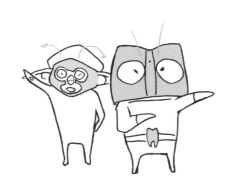

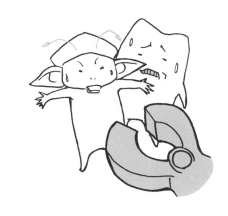

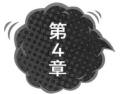
●本書と歯科医院でみかけるスタッフ

歯科医師　　　　　　　　歯科衛生士　　　　　　　　歯科技工士

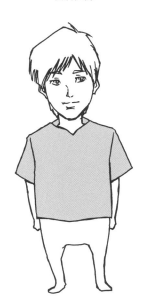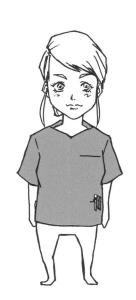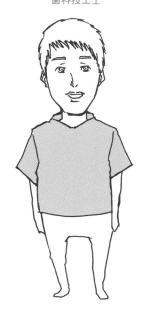

いろいろなところに
登場します！
探してみてね！
（詳しくは『歯科医院
のトリセツ　通院編』
も読んでね！）

インプラント編
第5章

歯周病の話編
第6章

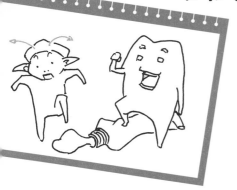

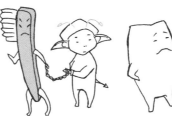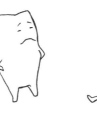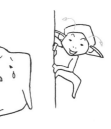

本書掲載のイラストはすべて筆者本人による描きおろしです
装幀・ブックデザイン／奥卓丸（sakana studio）

むし歯 編

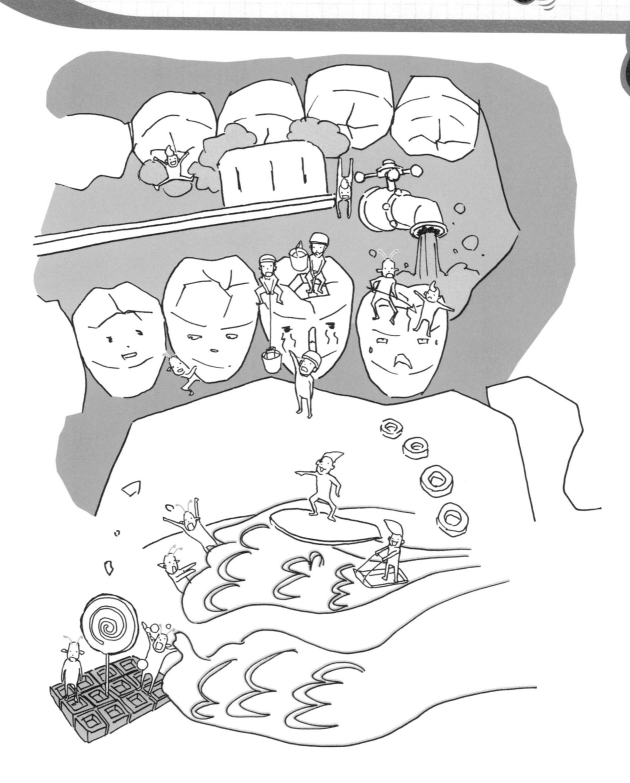

第1章

むし歯って結局、何なの?

Answer

むし歯は結局、
「むし歯菌の出す酸で歯が溶けること」です

むし歯は結局何なのか…というと、「口のなかにいるむし歯菌が出す酸によって、歯が溶けること」といえます。

歯は酸で溶けます。つまり、むし歯菌の出す酸で溶けてしまうのです(「脱灰」といいます)。ところが、ヒトの唾液には溶け出したものを歯に戻す作用があり、多少酸で溶けても大丈夫なのです(再石灰化)

①糖分をむし歯菌が食べると……

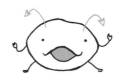

②歯を溶かす酸が出てくる!

＝ 酸！

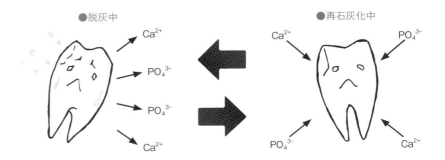

●脱灰中　Ca^{2+}　PO_4^{3-}　PO_4^{3-}　Ca^{2+}

●再石灰化中　Ca^{2+}　PO_4^{3-}　PO_4^{3-}　Ca^{2+}

つまり……

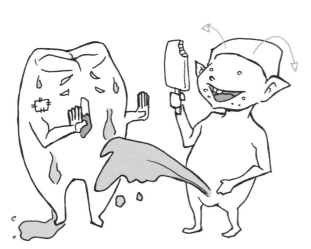

●歯は、むし歯菌の出す排泄物(酸)で溶けている……といえるのです

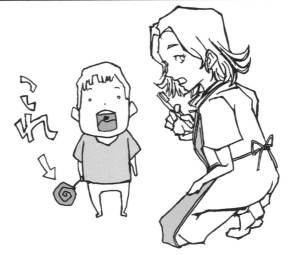

●でも、歯は少し溶けても、もとに戻ります(唾液による再石灰化)。ただし、脱灰している時間が再石灰化より長いと、歯が溶けてしまいます。甘いものをダラダラ口にするとむし歯になる……というのは「脱灰している時間を長くしてしまう」ということなのです

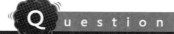
むし歯になりやすい部分ってあるの?

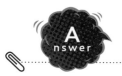
Answer

むし歯がよく発生する部分はあるので、気をつけましょう

むし歯になりやすい部位、ザックリいうと……

①歯の上の溝
歯の上の部分は咬合面といいます。向き合う歯と咬み合うために複雑な形をしていて、そこにむし歯菌や糖分が残りやすいのです

②歯と歯の間
隣の歯と近づく部分です。こうした部分は歯ブラシの毛が入りにくく、磨き残しが起きやすいのです

③歯の根
歯周病などでこの部分が露出し、むし歯ができたりします。これを「根面う蝕」と呼びます(歯の根の部分のむし歯、ということ)

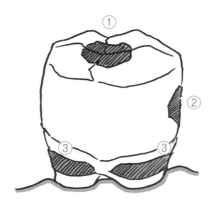

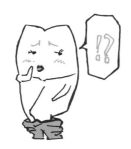

←根面う蝕は加齢とともに増加する傾向があります

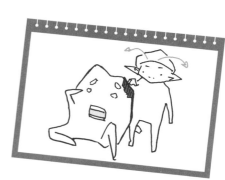

歯において、再石灰化できないほど大きく壊れてしまったところを人工的に復活させるような技術はありません。どうしても、治療が必要になってしまいます。
ですので、「甘いものをだらだら食べない」(脱灰している時間より再石灰化している時間を長くする)ことを心がけましょう(通院編p.50参照)

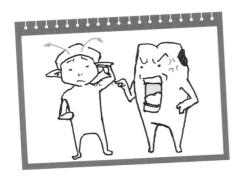

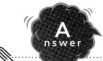

むし歯になりやすい時期ってある？
あと、フッ素ってなに？

年代ごとに、むし歯の数は違ってきます。
あと、フッ素は年齢を問わずむし歯予防に有効な薬です

現在、3歳や12歳時点でのむし歯はひとりにつき1本以下です。ただし、高齢者ではむし歯が増えてきているといわれています。

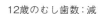
3歳のむし歯数：減

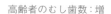
12歳のむし歯数：減

高齢者のむし歯数：増

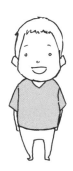

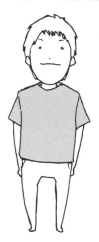

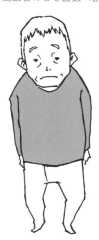

高齢者でむし歯が増えてきているというのは「歳をとっても歯が残ってきているので、むし歯も増えてきている」という理由にもよります。
高齢者では「根面う蝕」が増えてきています（p.9参照）

フッ素とは

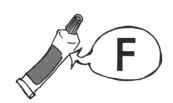

フッ素（フッ化物）の使用は手軽なむし歯予防法です。若年層でむし歯が減ってきているのはフッ素（フッ化物）の普及によるものとされています。フッ化物は再石灰化を促進し、歯を守るのです。現在、市販の歯みがき粉の90％以上にフッ素（フッ化物）が入っています

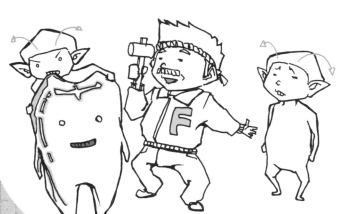

←フッ化物のイメージ
歯の弱いところを補って、再石灰化を促進して、
さらにはむし歯菌を近寄らせないのがフッ素の
役割です

→ここまで削れてしまったものを
治すことはフッ素にもできません

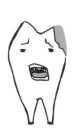

むし歯はどうやって治療するの？

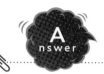

むし歯になってしまった部分と、
その周りの部分をまとめて削るのです

現在のむし歯治療は、「むし歯になってしまった部分とむし歯菌を一塊（ひとかたまり）にして取り去る」というのが基本です。

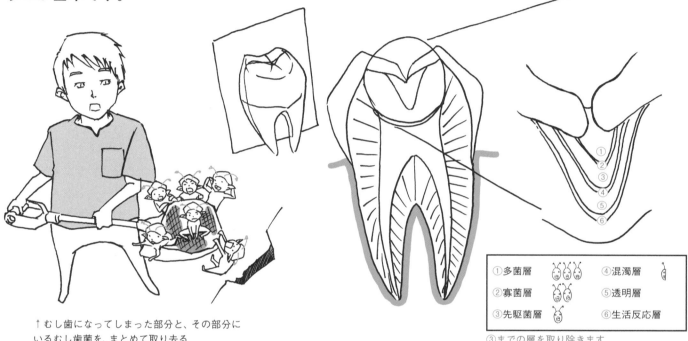

↑むし歯になってしまった部分と、その部分に
いるむし歯菌を、まとめて取り去る

①多菌層		④混濁層	
②寡菌層		⑤透明層	
③先駆菌層		⑥生活反応層	

③までの層を取り除きます

理想的には、むし歯菌「だけ」を連れ去ることができたらいいのですが、まだまだそんなことはできません。

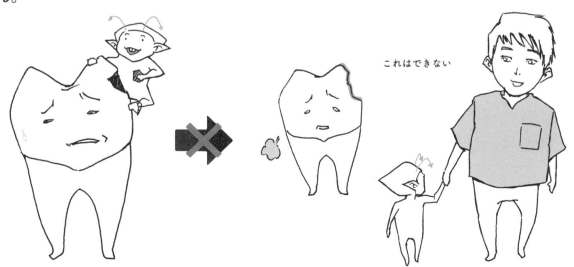

これはできない

むし歯になった歯は
どうやって削っているの?

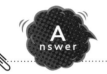

むし歯になってしまった部分だけを
できるだけ狙って、削っています

むし歯の治療は「感染したところを完全に取り去る」が基本です。その削る部分を決めるには「う蝕検知液」を歯に塗って、むし歯のある部分を色に染めます。その後、その部分をできるだけ狙って削っていくのです(検知液を使わない場合もあります)。

色で染めた部分を削り取る…というのは
右の図のようなイメージです。
この子、甘いシロップでむし歯にならない
ように要注意ですね

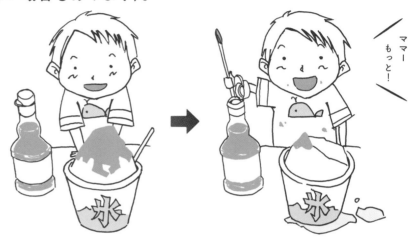

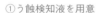

①う蝕検知液を用意

②色に染まった部分を削る、を繰り返す

③細かくは手作業で削る
こともあります

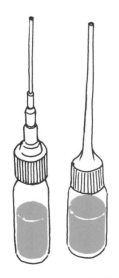

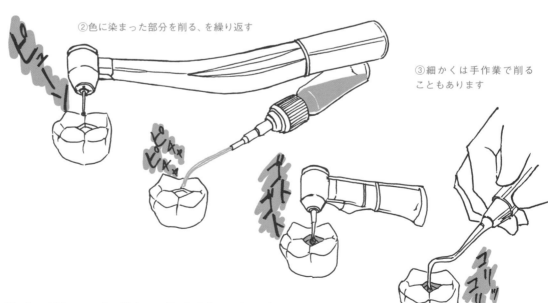

むし歯の治療では、いたずらに歯を削っているのではなく、「虫歯になってしまった部分を取っている」と知っていただきたい! わかりやすくするために「削る」という表現を使っています。

色に染まらないときもあるので、
その時は指先の硬さで判断する
こともあります

歯を削って形を取り戻す 編

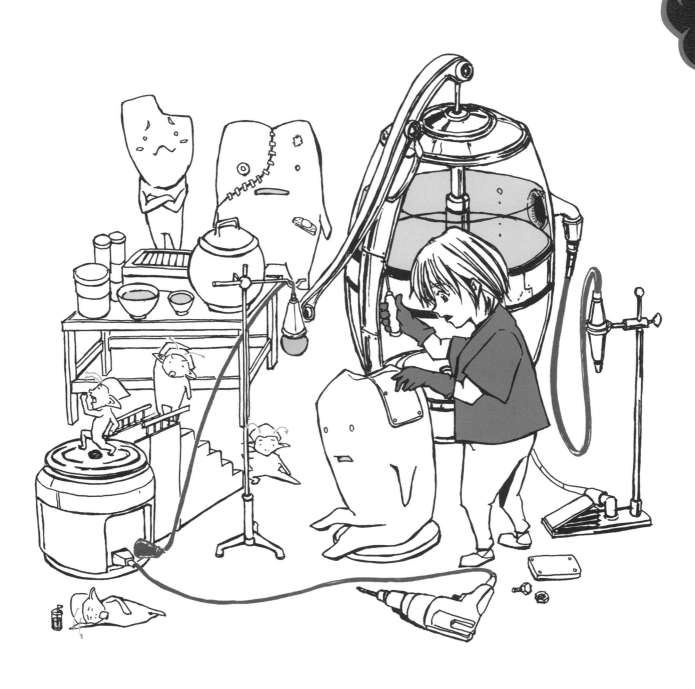

第2章

歯を削っているあの機械ってなに?

A nswer エアタービンという、高速回転する機械です

あの、キィィィーンって音、歯科医院の待合室で聞いただけでも緊張しちゃいますよね……

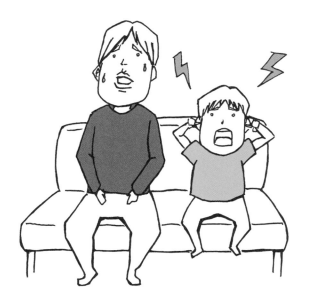

↓あの音は「**エアタービン**」の先端が回って歯を削っている音です

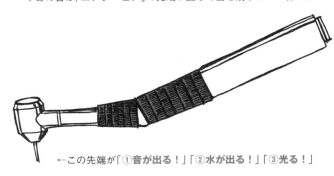

←この先端が「**①音が出る!**」「**②水が出る!**」「**③光る!**」

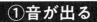

歯を削る道具であるエアタービン、たしかに歯を削っていなくても凄い音がしますし、光ったり、あるいは先端から水が出たりします。なぜ、こうした機能が付いてるのでしょうか?

①音が出る

エアタービンの先端は超高速回転する風車みたいなものです。ここから、グィィィーンという音が出てくるのです
ヘリコプターのジャイロと同じ仕組みです。
ヘリコプターもすごい音がしますよね

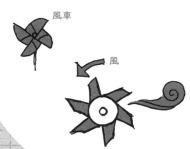

風車

風

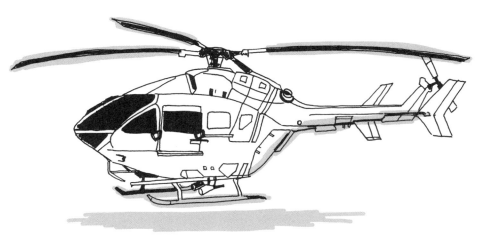

②水が出る

エアタービンの先端は人工のダイヤモンドになっています。さまざまな形があり交換して使います。それが高速回転で歯に当たると、当然、熱（摩擦熱）が出ます。これを防止するために水が出るのです（ちなみに、日本発の機能）

1秒間に40万回転！

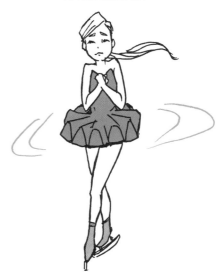

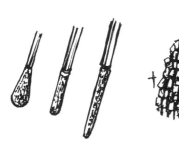
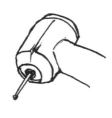

↑タービンの先端は人工ダイヤモンドで、とても硬くなっています。そうでないと歯を削れないからです。ただし、超高速回転する硬いものが別の硬いものとぶつかると、摩擦熱が出ます

↓口のなかで火が付いても大変なことになりますから…

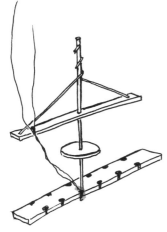
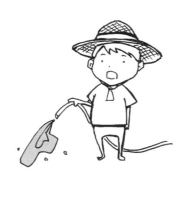

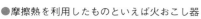

●摩擦熱を利用したものといえば火おこし器　　●水をかけて摩擦熱を防止するのです

③光る

先端が光るのは、暗い口のなかで削る部分がよく見えるようにするためです

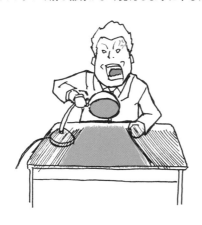
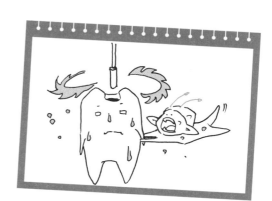

図解：歯を削る道具の歴史

①2500年前のマヤ文明：歯を削ったり、穴を開けてヒスイなどの石を接着剤で留めていたようです

②19世紀：時代は飛んで、19世紀には足踏み式で先端を回転させる道具が出てきました

③20世紀：圧縮空気による高速切削器具を世界に先駆けて完成させたのは日本（1950年代）

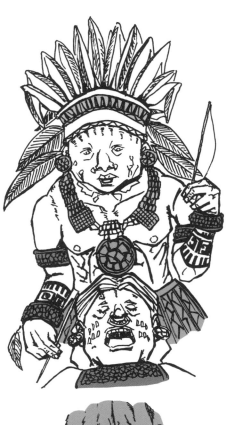

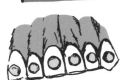

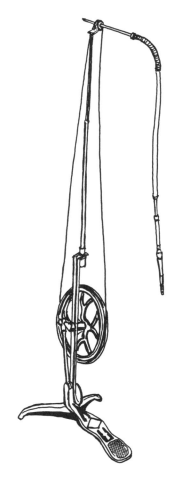

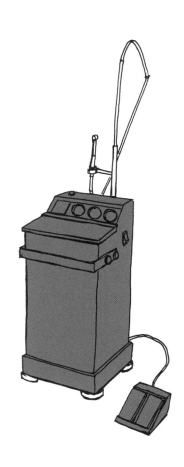

④現代：細かく分けるとモーター式のものとエア式のものがあります。モーター式のもので歯を削ると、あの高い音があまりしません

エア式
30～50万回転/分
空気の力で先端を回す

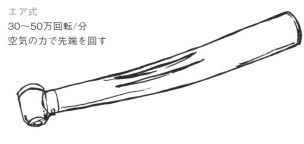

モーター式
～20万回転/分
電気の力で先端を回す

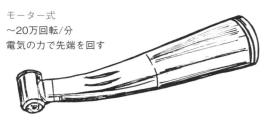

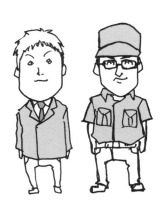

機材の開発は、各種メーカーの企業努力で成り立っています！

口のなかでどうやって歯の形を作るの？

ちょっとずつコンポジットレジンで 形を作り、光で固めていきます

あまり大きくない穴の場合や、目立つ部分でない（咬合面）場合、むし歯を削った後、そのままコンポジットレジン（18ページ参照）で埋めていきます。

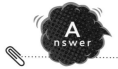
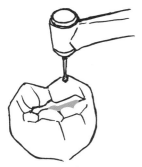
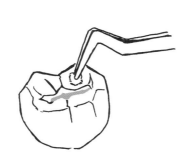
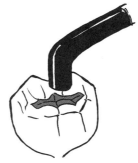

①まず、むし歯を取ります

②続いて接着剤を塗ります

③接着剤を光で固めます

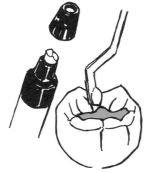
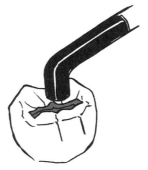
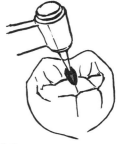

④固まった接着剤のうえにコンポジットレジンを詰めていきます

⑤コンポジットレジンを光で固めます

⑥詰められたコンポジットレジンの形を整え、磨いて完成！ 歯と同じ色なので目立ちません

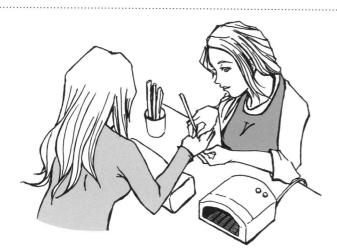

光で固まる…というと、ネイルを思い出す人もいるかもしれません。光で固まる樹脂はネイルサロンでも使われています

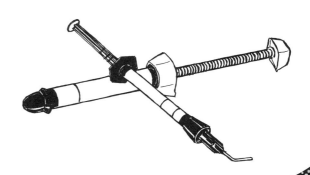

コンポジットレジンってなに?

Answer 複数の素材を混ぜ合わせたプラスチックのことです

むし歯の治療などで歯に穴が開いた場合、昔は金属(アマルガム)などを用いて穴を埋めていましたが、現在では「コンポジットレジン」を使用するのが一般的です。

- ●「コンポジット」=複数のものを混ぜ合わせた
- ●「レジン」=プラスチック

} 複数の材料を合わせたプラスチック

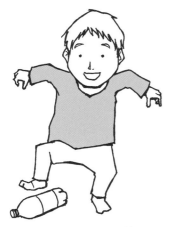
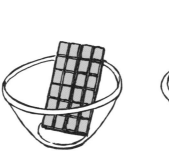
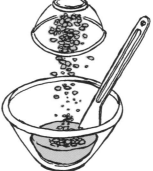
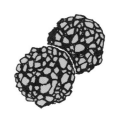

●噛む力(咬合力)はとても強いので、プラスチックだけでは耐えられません。そこで……

●強度を付けるためにガラスの粉を入れるなどしてみます。イメージとしては、ナッツを入れたチョコクランチは噛みごたえが出てくる……という感じです

コンポジットレジンの構成成分

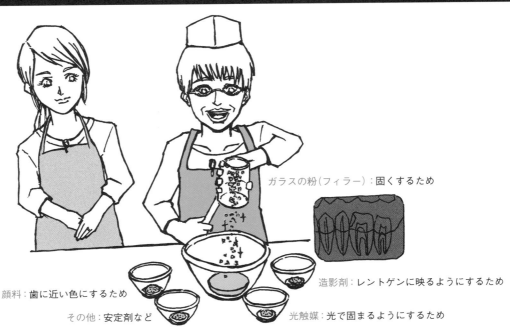

ガラスの粉(フィラー):固くするため

顔料:歯に近い色にするため

その他:安定剤など

造影剤:レントゲンに映るようにするため

光触媒:光で固まるようにするため

大きく歯を削ったときも、レジンで治すの?

歯を削る量や位置によっては、別の素材を使うこともあります

歯を削る量が小さい場合、コンポジットレジンよる修復が主流ですが、大きく削る場合や、その歯の部位、保険診療・自由診療の違いなどによって金属を用いることもあります。
髪の毛や顔で説明するならば……

●歯の一部に問題あり
「コンポジットレジン」充填で対応

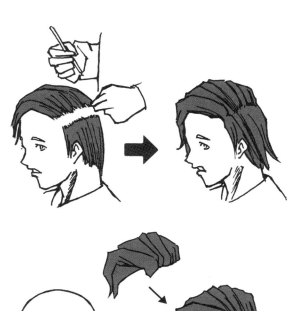

●サイドと顔に問題なし
「コンポジットレジン」充填か「インレー」
修復で対応

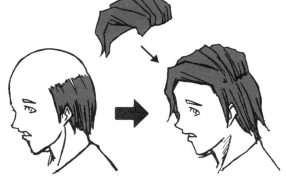

●顔を含めて全体に問題あり
「クラウン」で対応(全体的にかぶせる)

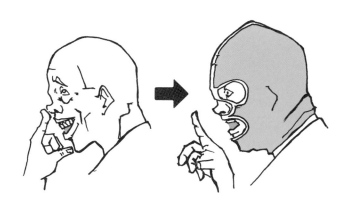

レジン以外の歯を修復する素材は何が違うの?

Answer 色(白いかどうか)、耐久性(噛んでも壊れないか)、経済性(保険治療で使えるか)など、異なります

治療方針や部位、予算によって使える材料が変わってきますが、だいたい以下のような素材が主流です。

●金属

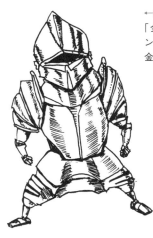

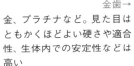

←銀歯
「金銀パラジウム合金」、「チタン合金」、「コバルトクロム合金」などが使用されます

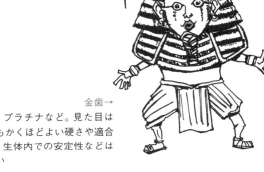

金歯→
金、プラチナなど。見た目はともかくほどよい硬さや適合性、生体内での安定性などは高い

●セラミック

セラミックは環境の変化に強く、安定しています。場合によっては数百年経っても色褪せず、形も崩れません……が、いまのところ、歯の治療では自由診療のみで使えます。今後の主流となりつつあります。

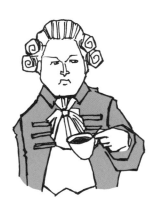

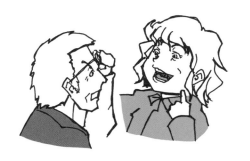

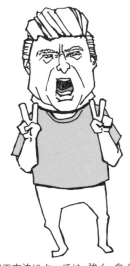

●ここで言われるセラミックとは、いわゆる「陶器」の素材です。西洋のティーカップに使われているような材料です

●近くでみても、人工の歯とわからないくらいにできます

●加工方法によっては、強く、白く、本物の歯のように再現ができます

歯を削った後になぜ型取りをするの?

Answer　歯の形を記録して、口の外で歯を作るためです

歯を削った後に、その歯の形を記録します。これを「印象採得」といいます。そこに石膏を流し込めば歯の模型ができます。

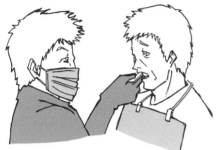

①歯を削った後に型を取る

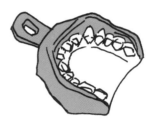

②歯の形を写し取った型。ここに石膏を入れます

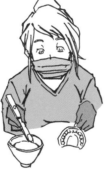

③石膏を入れているところ

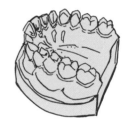

④石膏が固まり、型を外せば石膏模型の完成

歯の形をつくるのは、結構な時間がかかります。だから、口の「外」で作業をできるように、型取りをするのです。

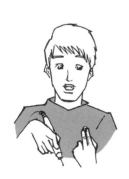

①まず、歯科技工士は直接、患者の口に触ることができません

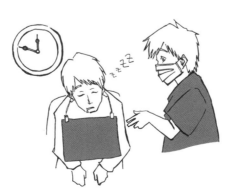

②それに、長い時間、口のなかで直接作業をすることは現実的ではありません

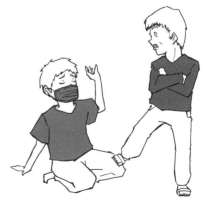

③患者さんも帰らなくてはなりません

●型取りに使う材料

ここでは、型取りに使う材料と、その使い方を説明します。

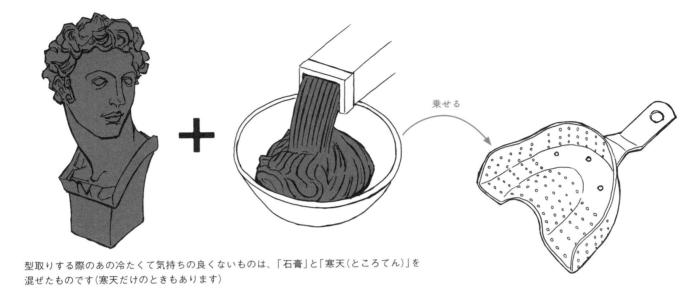

乗せる

型取りする際のあの冷たくて気持ちの良くないものは、「石膏」と「寒天（ところてん）」を
混ぜたものです（寒天だけのときもあります）

●実際に使うときは……

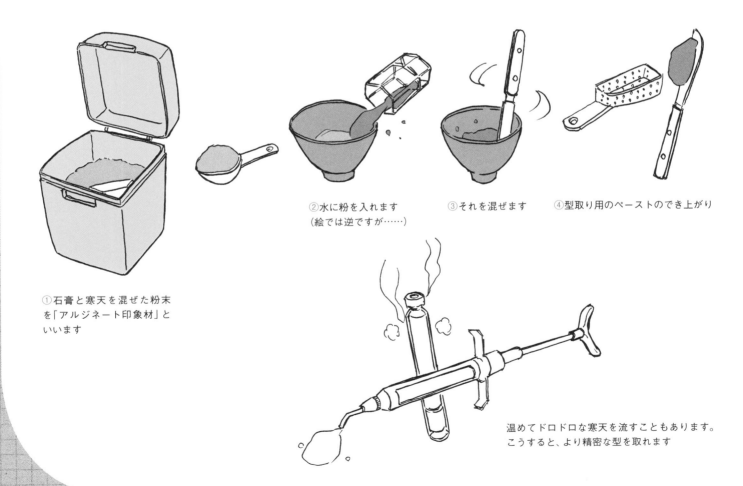

①石膏と寒天を混ぜた粉末
を「アルジネート印象材」と
いいます

②水に粉を入れます
（絵では逆ですが……）

③それを混ぜます

④型取り用のペーストのでき上がり

温めてドロドロな寒天を流すこともあります。
こうすると、より精密な型を取れます

●型取りは2分間頑張ろう

型取り、嫌いですか？ 鼻で息をする、違うことを考える、つま先をみる、力を抜く…とにかく、2分間我慢しましょう

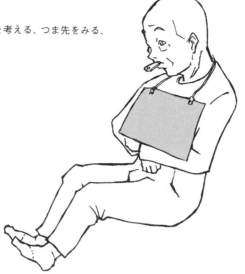

●シリコーンゴムも使われる

より精密な印象採得を行う際には、シリコーンゴムが用いられます。シリコーンゴムを使う場合、固まるまで4分間、お待ちください。ちなみに、シリコーンゴムはキッチン用品ではよく使われていますね

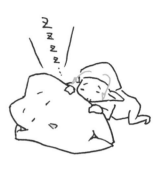

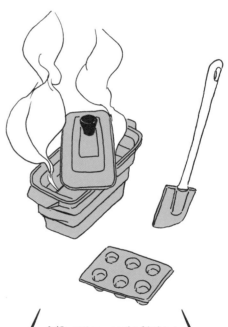

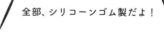

全部、シリコーンゴム製だよ！

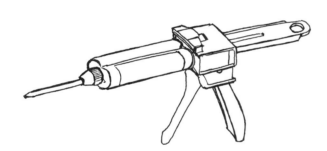

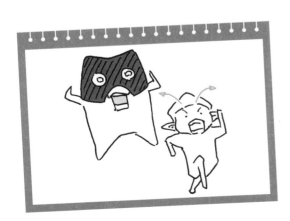

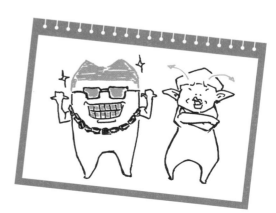

図解：歯科技工士の仕事

入れ歯を作ったりする歯科技工士は、あまり患者さんに会うことがありません。また作業場も歯科医院内にあることもありますが、院外の場合がほとんどです。ここで、歯科技工士が何をしているのか、見てみましょう。

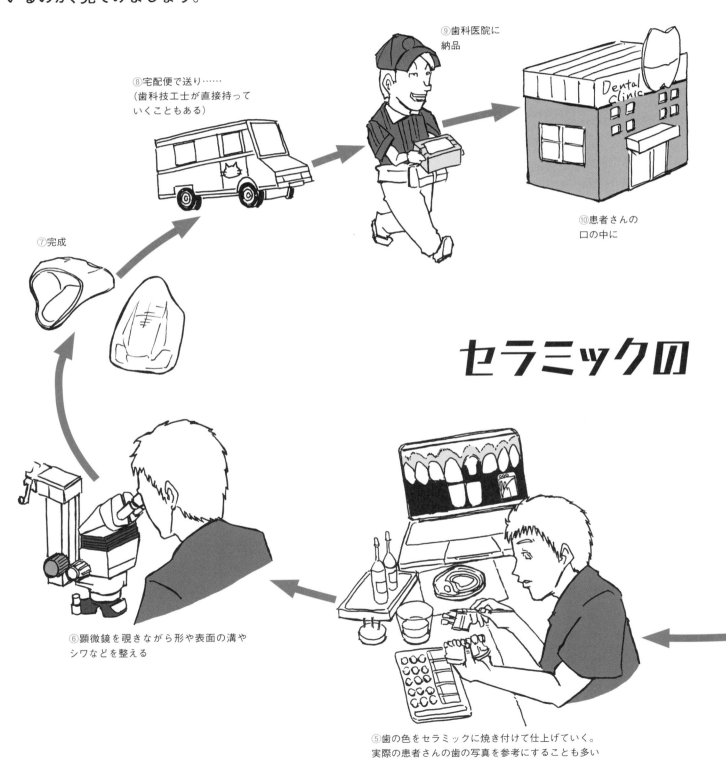

⑨歯科医院に納品

⑧宅配便で送り……
（歯科技工士が直接持っていくこともある）

⑦完成

⑩患者さんの口の中に

セラミックの

⑥顕微鏡を覗きながら形や表面の溝やシワなどを整える

⑤歯の色をセラミックに焼き付けて仕上げていく。実際の患者さんの歯の写真を参考にすることも多い

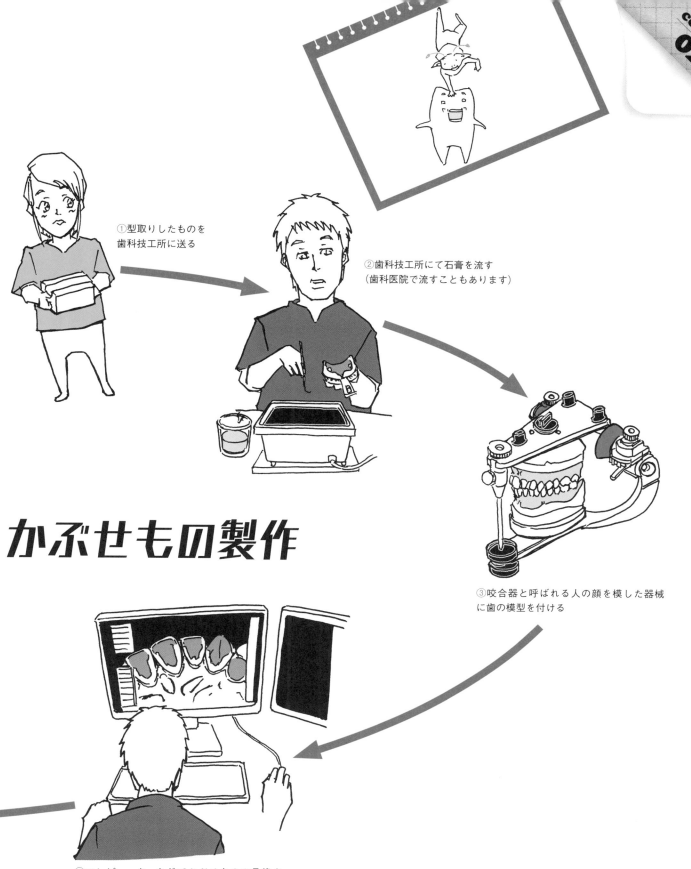

①型取りしたものを
歯科技工所に送る

②歯科技工所にて石膏を流す
（歯科医院で流すこともあります）

かぶせもの製作

③咬合器と呼ばれる人の顔を模した器械
に歯の模型を付ける

④コンピューターなどでかぶせものの骨格を
デザインし、削り出す

ざっくりと話しましたが、この過程を1〜2週間程度で行います。セラミックは値段が高い…といわれますが、とにかく手間がかかっていると知っていただきたい！　歯科技工士はオーダーメイドの人工臓器を作る医療者であり、アーティストであることも強くお伝えしたいと思います

図解：銀歯製作の流れ（従来法）

今はコンピューターを使って作る方法が主流になりつつありますが、長年行われている製作方法をご紹介します。

● 歯科医院での作業

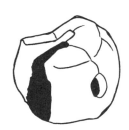

①むし歯発見

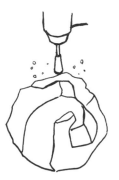

②むし歯除去

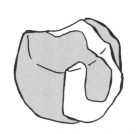

③むし歯がなくなったところをレジンなどで補う

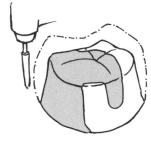

④かぶせられるように形を整える

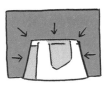

⑤型を採る

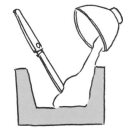

⑥石膏を流す

⑦石膏模型を作る

→歯科技工所へ

● 歯科技工所での作業

⑧ワックス（ロウ）で歯の形を作る

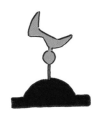

⑨台にワックスを立たせる

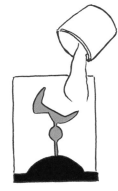

⑩鋳型を作る

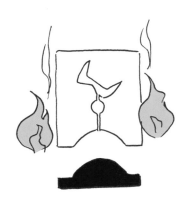

⑪ワックスを燃やして鋳型だけにする

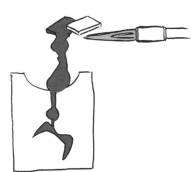

⑫鋳型に金属を流し込む

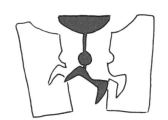

⑬鋳型を割って掘り出す

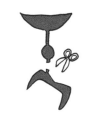

⑭必要なところを切って

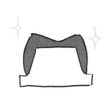

⑮調整して磨いて

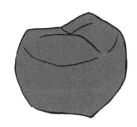

⑯完成！

→歯科医院へ、そして患者さんの口へ

●保険治療の被せものもオーダーメイド。
この価格でこれだけの品質の歯が一律で
入れられる国は他にありません

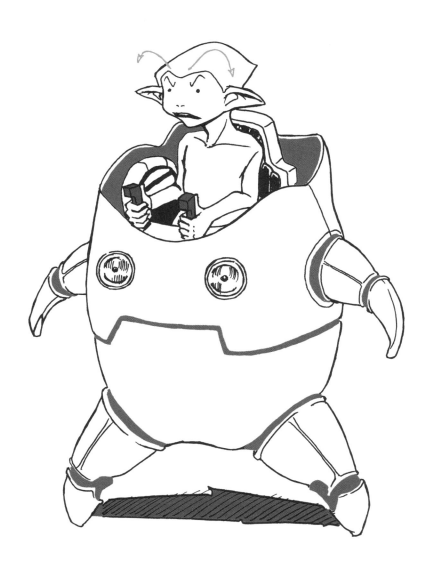

歯を抜く編

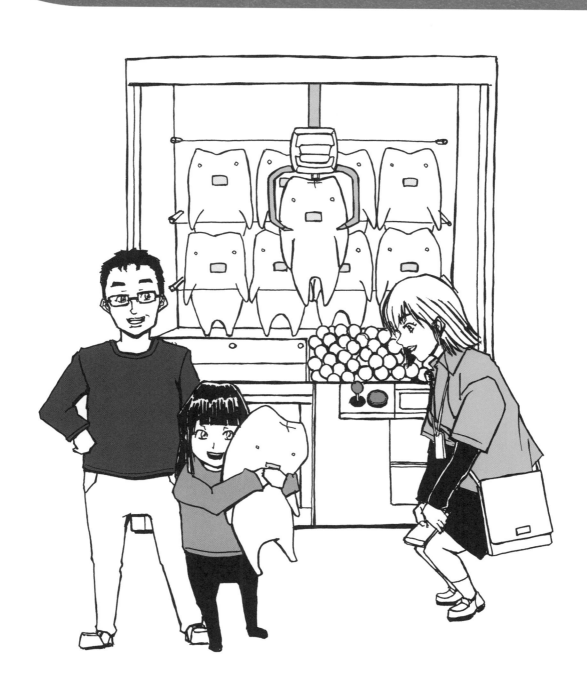

歯はどうやって抜いているの?

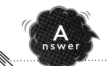

Answer 専用の器具を用いて、慎重に抜いています
（一番、スタンダードな方法）

以下の器具は、似たようなものがホームセンターなどにありそうですが、もちろん歯科専用の形・機能のものを使用しています。

●道具1：鉗子（かんし）

ペンチに似ているが違うものです。奥歯・前歯・乳歯・むし歯が進んだ歯用などいろいろな種類があります

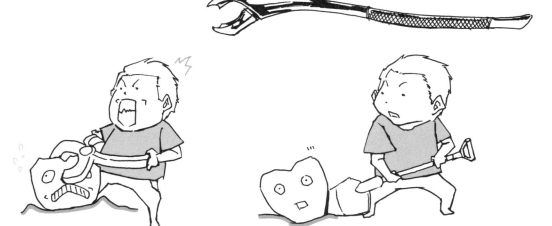

でも、鉗子だけでは抜きづらい場合もあるので、スコップみたいな道具で一度すくい上げると抜きやすくなります！ということで……

●道具2：ヘーベル

スコップみたいな道具で、エレベーターともいいます。鉗子同様、さまざまな歯に応じた種類のものが揃っています

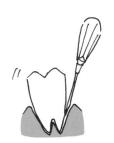

①ヘーベルで浮かせて……

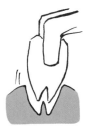

②鉗子で持ち上げる！

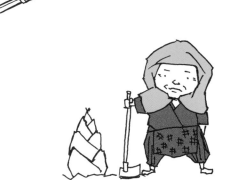

タケノコ掘りと一緒で、無理に抜こうとすると、途中で折れてしまいます

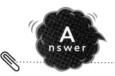
やりにくい抜歯ってあるの?

Answer

たくさんあります。場合によっては 大きな病院に抜歯をお願いします

抜歯自体が難しかったり、さまざまな病気があったりして複雑な検査や全身麻酔が必要な場合は、大きな病院の「歯科」「口腔外科」にお願いすることもあります。

●難しくなる生え方の例

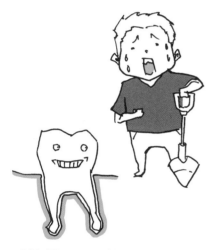

●根が長かったり、根の先が膨らんだりしている(歯根肥大)

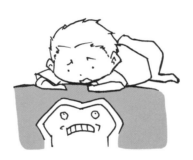

●歯が完全に埋まっている (完全埋伏歯)

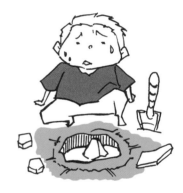

●抜こうとして、粉々になってしまった

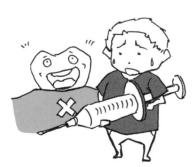

●麻酔が効かない

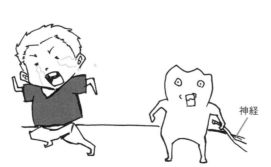

神経

●神経とからまっている

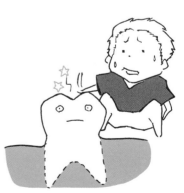

●歯と骨が一体化している (癒着歯)

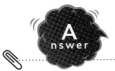
抜歯のあとは腫れる？　痛みは続く？

A nswer　腫れるか、痛みが続くか、それはわからないのです

歯を抜いたあと、腫れるか、痛いか、それがどれくらい続くか、それはわかりません。

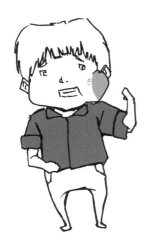

ただし

歯を抜いたあとは、強いうがいやお酒には注意しましょう。歯を抜いたあと、その穴には血が溜まって治るのですが、強いうがいをするとこの血を流してしまうことになるからです

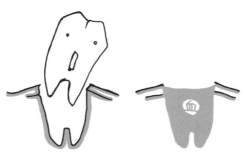

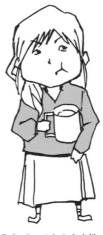

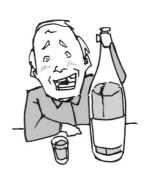

●うがいで穴の血を洗い流してしまう

●飲酒によって血圧が上がって血が止まりにくくなる

こんな抜きかたは、さすがにやりません……

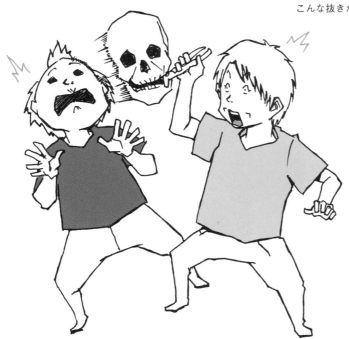

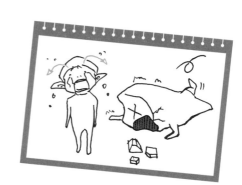

図解：抜歯、一問一答

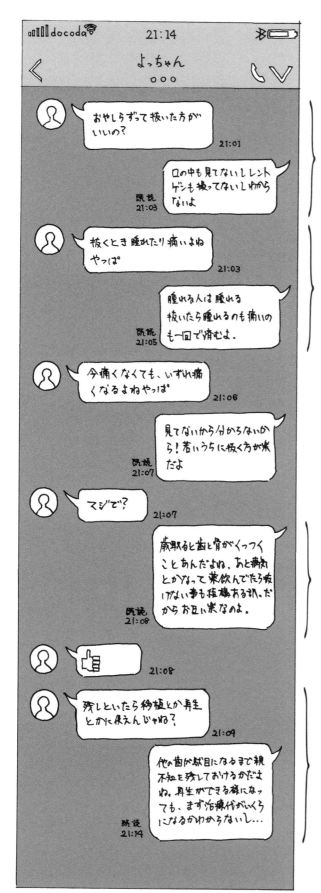

docodo　21:14

よっちゃん
○○○

おやしらずって抜いた方が
いいの？
21:01

口の中も見てないしレント
ゲンも撮ってないしわから
ないよ
既読 21:03

抜くとき腫れたり痛いよね
やっぱ
21:03

腫れる人は腫れる
抜いたら腫れるのも痛いの
も一回で済むよ。
既読 21:05

今痛くなくても、いずれ痛
くなるよねやっぱ
21:06

見てないから分からないか
ら！若いうちに抜く方が楽
だよ
既読 21:07

マジで？
21:07

歳取ると歯と骨がくっつく
ことあるんだよね。あと病気
とかなって薬飲んでたら抜
けない事も稀にある訳。だ
からお互い楽なのよ。
既読 21:08

👍
21:08

残しといたら移植とか再生
とかに使えんじゃね？
21:09

他の歯が駄目になるまで親
不知を残しておけるかだよ
ね。再生ができる様になっ
ても、まず治療代がいくら
になるかわからないし…
既読 21:14

筆者がよく聞かれる抜歯についての話です

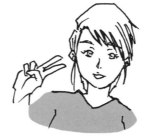

いきなり聞かれても……
まず診断には資料が必要です

抜歯後、全く腫れず、痛みのない人もいます

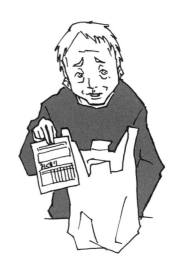

高齢になると持病（脳疾患、心疾患、
糖尿病や高血圧など）を持っている
人が増えてきますが、そうなると
色々と管理が必要なので、簡単には
抜歯ができなくなります

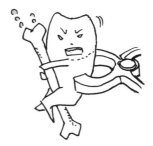

『癒着』→歯と骨がくっついてしまう
ことがある
『移植』→だめになった歯の代わりに
親知らずを移植して使う（魅力的な選
択肢！でも、条件は厳しい）
『再生』→ちょっと未来の話です

図解：抜歯のリアル
（歯ぐきに埋まった親知らずを抜く場合）

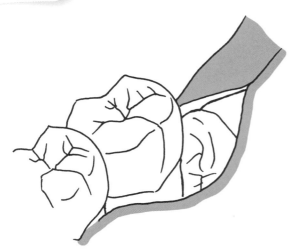

歯の抜きかた①
まず、歯ぐきを切開します

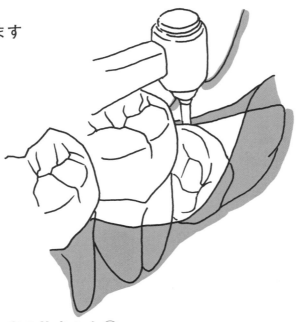

歯の抜きかた②
歯の頭の部分を切り取ります

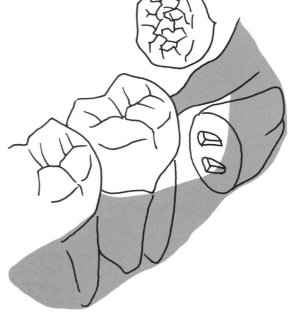

歯の抜きかた③
切り取った頭の部分を外します

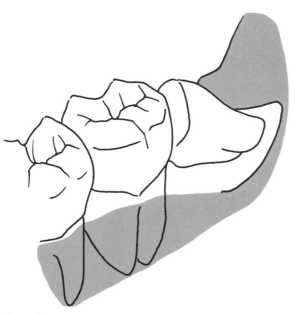

歯の抜きかた④
根の部分を取り出します

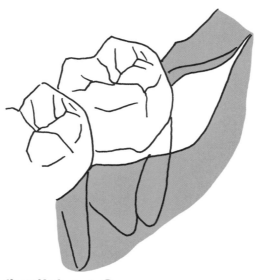

歯の抜きかた⑤
歯ぐきから歯が抜けました

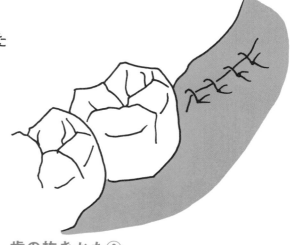

歯の抜きかた⑥
最後に根の部分を縫い合わせて、
おしまい

図解：親知らずの生えかた

親知らず、いろいろな形で生えてきます。だからこそ、すんなり抜けたり、抜くのがとても大変
だったりです。どんな生えかたをしているのか、その例を見てみましょう。

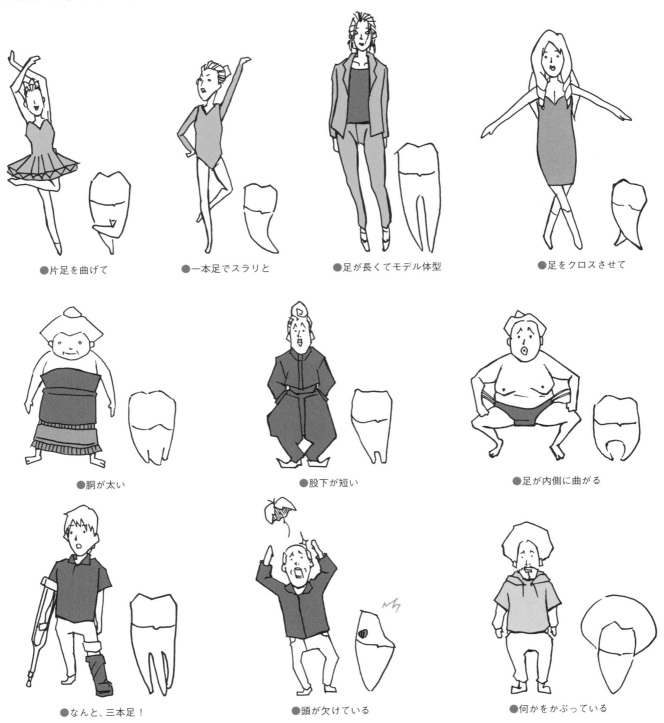

●片足を曲げて　　　●一本足でスラリと　　　●足が長くてモデル体型　　　●足をクロスさせて

●胴が太い　　　●股下が短い　　　●足が内側に曲がる

●なんと、三本足！　　　●頭が欠けている　　　●何かをかぶっている

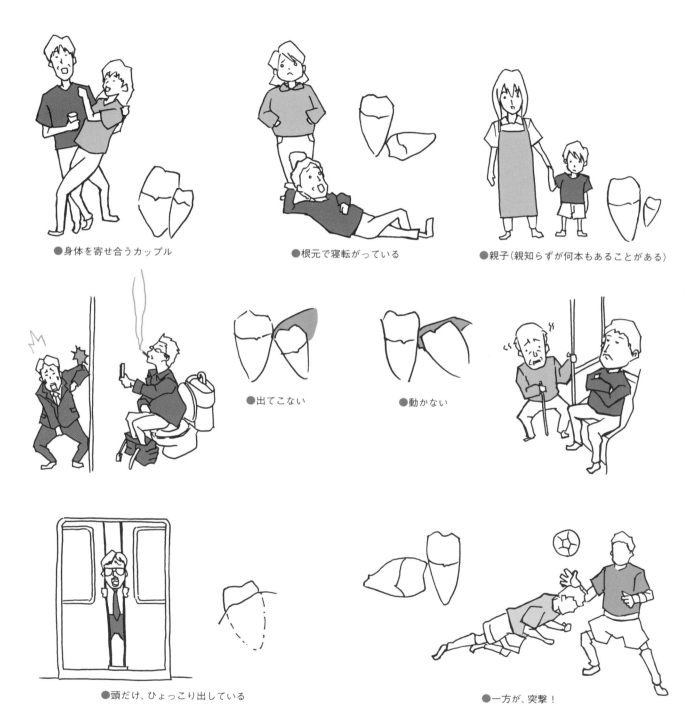

●身体を寄せ合うカップル

●根元で寝転がっている

●親子（親知らずが何本もあることがある）

●出てこない

●動かない

●頭だけ、ひょっこり出している

●一方が、突撃！

親知らずは、1本の歯の形だけでもさまざまです。形によっては、結構抜きづらかったりします。一方、隣の歯との関係によっては、両方抜かなければならなかったり、あるいは手術が必要になったりと、手間と負担のかかる作業になったりします。

図解：レントゲンを撮る理由

レントゲンを撮りたくないという人がいます。でも検査ができないと診断ができません。診断ができないと治療できません（保険治療ができないことさえあります）。

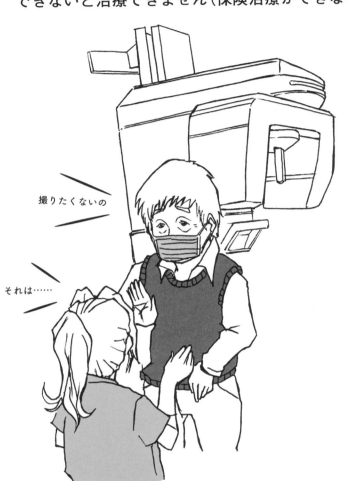

撮りたくないの

それは……

●目力(めぢから)全開でも見えないモノは見えない！

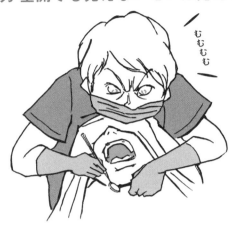

むむむむ

●レントゲンで見えるモノ

●デンタルX線写真

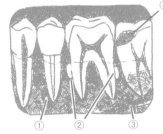

①根の先にできた炎症（根尖病巣）
②歯ぐきのなかの歯石
③神経
④詰めものの下のむし歯
⇩
レントゲンがなければ絶対見えない！

●パノラマX線写真

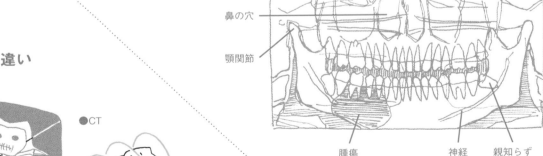

鼻の穴

顎関節

腫瘍　　　　　神経　　親知らず

※時々、腫瘍や副鼻腔炎、その他の病気が見つかることがあります。それでも撮りませんか……？

●X線写真とCTの違い

●X線写真

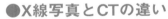

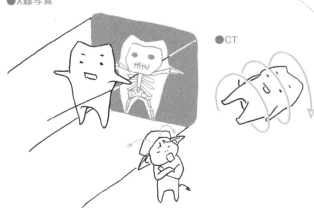

●CT

●デンタル・パノラマX線写真は2次元で1方向しか見えない

●CTは360°さまざまな方向からながめることができる

入れ歯の話 編

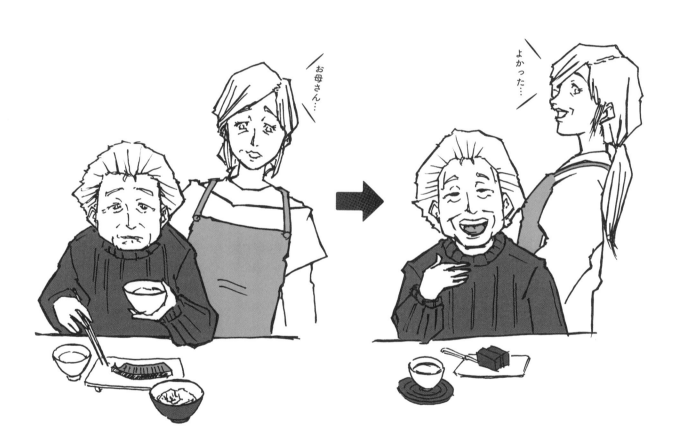

第４章

入れ歯一つで生活の質は大きく変わります

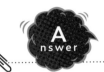
入れ歯ってどんな種類があるの?

A
nswer

入れ歯では、1本だけ歯がない状態から、全部歯がない状態まで全部治せます

ここでいう「入れ歯」とは、粘膜において取り外しができる入れ歯で、「可撤性義歯」という!

● 全部床義歯と部分床義歯

●全部床義歯(全部入れ歯):上あごか下あごの全部の歯を入れ歯にするものです(つまり、自分の歯が1本もない状態)

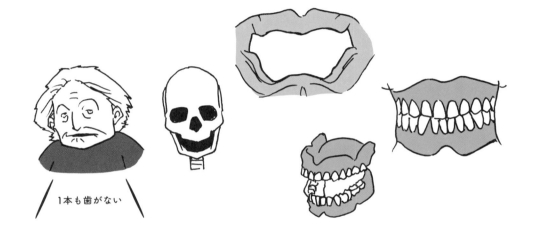

1本も歯がない

●部分床義歯(部分入れ歯):少なくとも1本は自分の歯があり、そこに何かしらの形でその他の歯を補うものをいいます

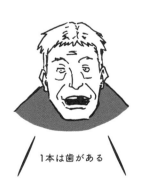

1本は歯がある

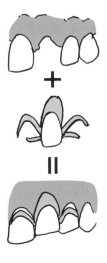

●基本構造

●入れ歯は何かで支えなければなりません。そのための装置で色々と分類されます。基本的なのはバネ（クラスプ）で支える「クラスプデンチャー」。金属のバネが見えてしまうことがあります

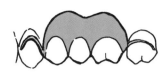

●バネ以外のナニモノかの装置で固定するのが「ノンクラスプデンチャー」。歯ぐきの色をしたバネなので、目立たない

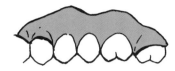

ノンクラスプデンチャー　あれこれ

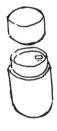

●茶筒のような構造で固定する（コーヌステレスコープ）

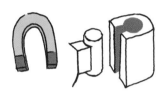

●磁性アタッチメント（磁石）や歯冠外アタッチメント

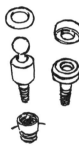

●インプラントを使って固定することもあります

●保険診療と自由診療での材料の違い

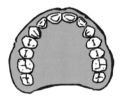
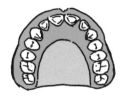

入れ歯は、保険診療で使える材料が決まっています（プラスチックと金属の見えるバネのみ）。しかし、自由診療には材料の制限はありません。義歯の厚みも自由診療であれば薄くすることが可能です

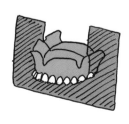

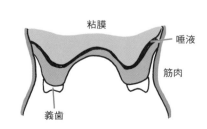

粘膜
唾液
筋肉
義歯

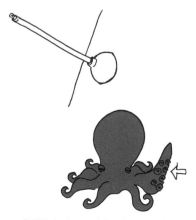

●全部入れ歯は歯ぐきの粘膜に吸着させ、口の周りの筋肉で固定します。粘膜と筋肉の調和が大切

●吸盤をイメージするとよいです

入れ歯はどうやって作るの?

歯があることを想像しながら作っていき、
さらに噛むという機能を与えていきます

残っている歯や歯ぐきの形を「型取り」し、さらには入れ歯を入れた後の顔の形や笑顔の様子を
確かめながら作ります

●製作の流れ

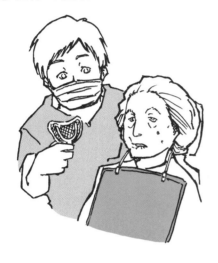

①まずは、型取り。歯が残っていればその歯の、残っていなければ歯ぐきの型を取ります

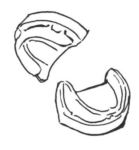

②上下の歯ぐきの模型ができ上がります

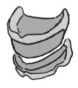

③上下の模型を使って、咬合床と呼ばれる噛み合わせ等を記録するものを作ります

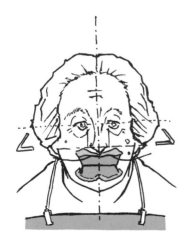

④続いて、顔のさまざまな指標を咬合床に記録していきます。これにより歯が全部なくても、入れ歯で歯が並べられるのです

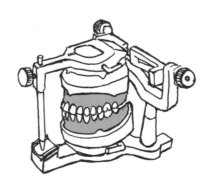

⑤今度は、④で得た情報をもとに、咬合床に歯を並べていきます。歯が並べば、入れ歯はひとまず完成

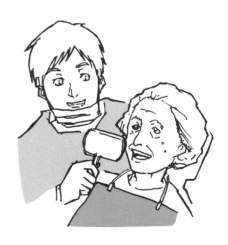

⑥患者さんの口に入れて、微調整する。このあと、実際の生活のなかで使ってもらい、さらに調整を繰り返します

図解：西洋の入れ歯、東洋の入れ歯

●あのワシントンも入れ歯だった！

しかめっ面の原因は入れ歯が落ちそうだったからかも……

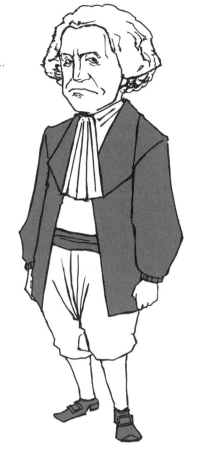

↓演説中にこんなことがあったとか、なかったとか……

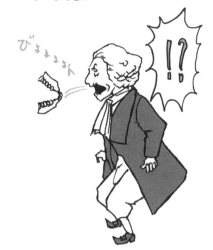

↓当時の入れ歯の「歯」の部分は、カバや奴隷の歯を使っていたそうです

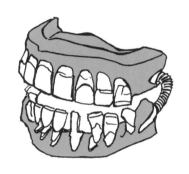

●一方、日本の入れ歯は江戸時代にいまの形になった

江戸時代、仏師（仏像を彫る人）らが入れ歯を専門に作る「入歯師」になったとされる。
（ニーズの変化とともに、そうならざるを得なかった、とも）

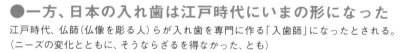

↓

その形は世界のスタンダードになりました

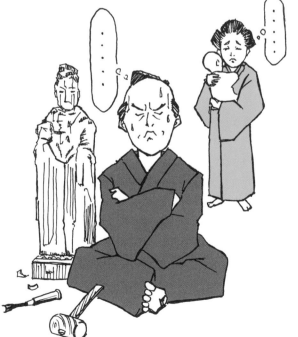

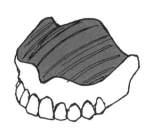

←江戸時代の入れ歯はツゲの木を用い、歯の部分には貝や動物、ヒトの歯を用いていた。16世紀ごろからこの形で、21世紀の今もこの形です

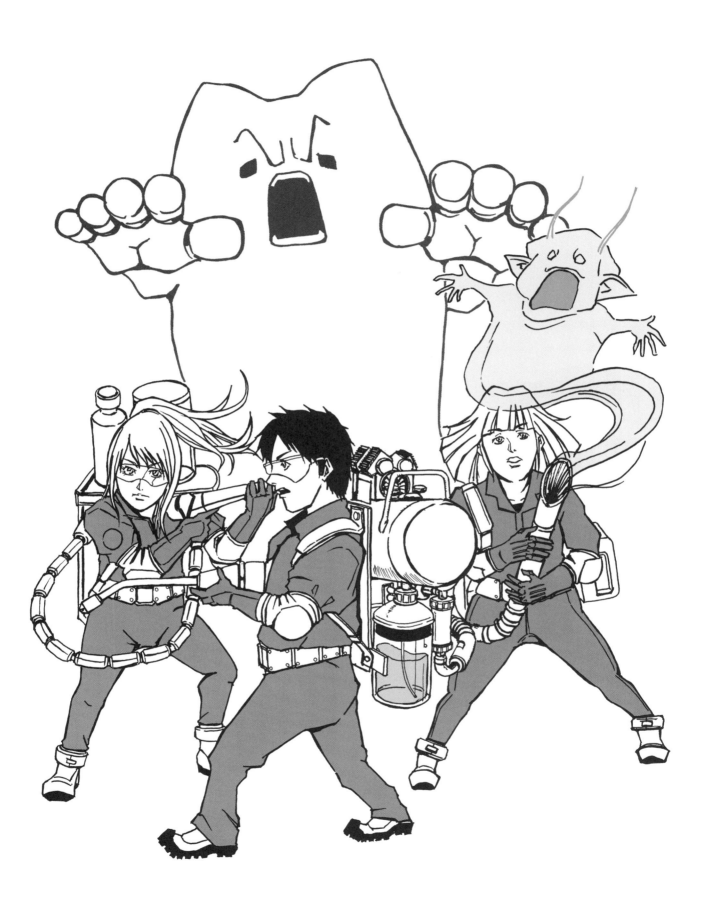

インプラント

 編

第5章

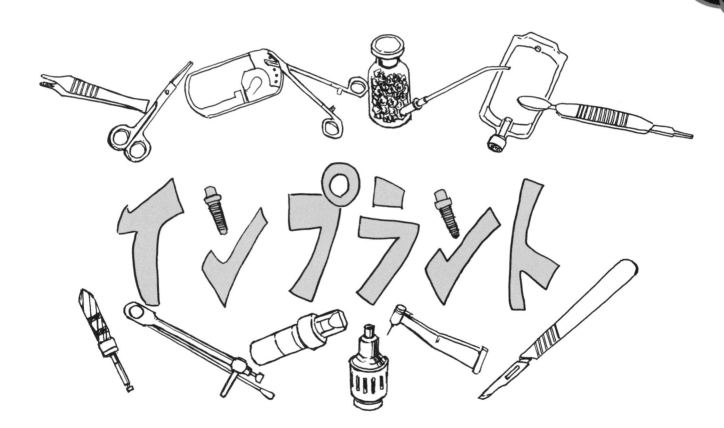

インプラントって結局なに?

A nswer
歯の抜けてしまったところに人工の根っこを入れて、その上に
人工の歯を被せます。これがインプラント治療の基本です

一言で「インプラント」といっても、さまざまなパーツに分かれていて、それぞれ特徴や適応症例
があったりします。

●インプラントの基本構造

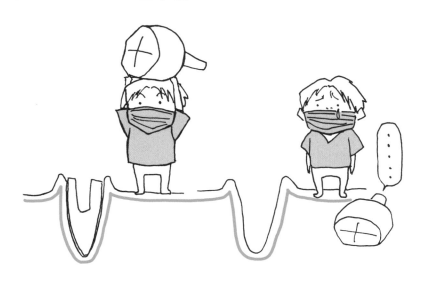

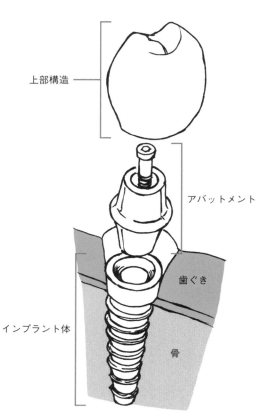

上部構造

アバットメント

歯ぐき

インプラント体

骨

歯が残っていれば、多少削っても、コンポジットレジンで修復したり、イン
レーやクラウンで形を取り戻すことができます。しかし、完全に歯が抜け
てしまっていたらどうでしょうか?
インプラントは、「人工の歯の根っこ」といえます。人工の根っこをまずは
入れて、その上に人工の歯(アバットメントと上部構造)を被せるのです

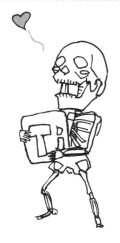

インプラントの人工の根っこには「チタン」がよく用いられます。
チタンと骨は仲良しになりやすく、くっつき合うのです

インプラントはどの種類がいいの?

nswer

インプラントは多種多様。
治療法や適応もさまざまです

インプラントはとにかく**多種多様**。インプラントのメーカーは世界中で数百社に達するとされています。その数百社がさまざまなインプラントを販売しているので、その種類は数千に及ぶかもしれません。正確にはわからないくらい、多様にあります。

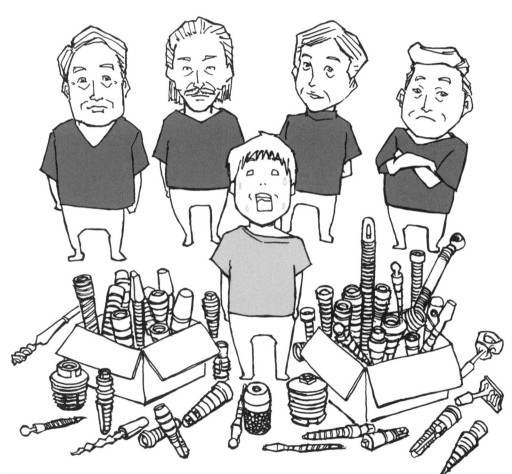

→さまざまな種類の
インプラントが存在
します。術式や適応
もさまざまです

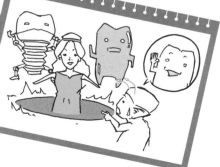

治療法や適応はさまざま
どんな治療をすればいいのか、担当の先生に聞きましょう。

図解：インプラント（デンタルインプラント）の歴史

古代から、人類はさまざまな「歯の代わり」を探し求めてきました。その歴史を振り返り、現代のインプラント治療につなげてみましょう。

●古代の「インプラント」

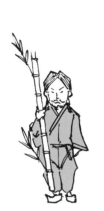

古代中国
4000年前
竹を使用

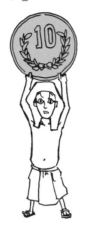

古代エジプト
3000年前
銅や金を使用

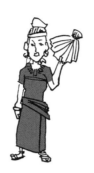

古代マヤ
1350年前
貝を使用

●古代の時代には、主に身の周りにあった自然からとれたものを歯の代わりにしていたようです

●20世紀の進歩

インジウム
＋
プラチナ

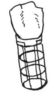

クロム
＋コバルト
＋モリブデン

歯とのくっつき
が良くなかった
……

●20世紀初頭にも、人工の歯が色々と考案されていましたが、なかなかうまくいきませんでした

ところが戦後、画期的な進歩がスウェーデンから発せられます

●スウェーデンで起きた革命

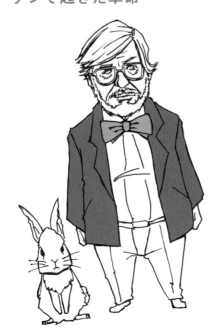

ブローネマルク
Per-Ingvar Brånemark (1929〜2014)
1952年　スウェーデンのブローネマルク先生がウサギで実験中、骨とチタンがくっつくことを発見
1965年　ヒトの身体への初のインプラント手術。その後40年、患者さんが亡くなるまでインプラントは残り続けた

●時は経ち、システムや術式も確立され、通常の開業歯科医師でも日々あたりまえのように行われる処置になりました。今や、10年生存率は90％以上になっています

図解：中華料理でわかる
保険診療と自由診療の違い

●保険診療

保険診療は、ある意味「定食」みたいなもの。お手軽で、そこそこのクオリティです。

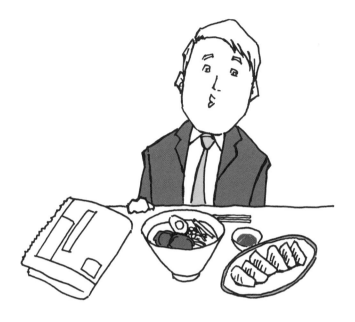

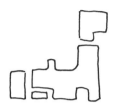
●日本中、どこでも治療内容は同じです

●ベテランでも若手でも治療費は同じです

●ただし、最低限度であるとはいえます。治療できる内容や方法が決まっていたり、使える材料に制限があります。材料や治療方法はこの数十年に渡って大きく変化はしていません……

●自由診療

自由診療に制限はありません！最新技術や素材のアラカルトもいけます！

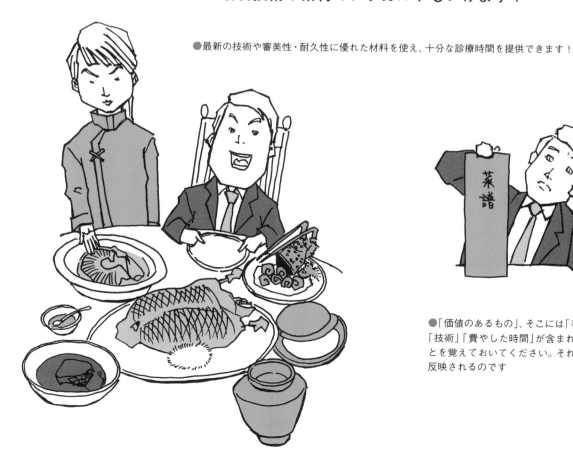

●最新の技術や審美性・耐久性に優れた材料を使え、十分な診療時間を提供できます！

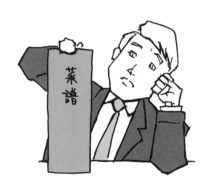
●「価値のあるもの」、そこには「手間ひま」「技術」「費やした時間」が含まれていることを覚えておいてください。それが金額に反映されるのです

図解：歯周病に関わる細菌たち

右のページの「バイオフィルム」のなかに登場する細菌たちです

●最重要歯周病原細菌

Porphyromonas gingivalis（P.g.菌）
ポルフィロモナス・ジンジバリス

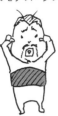

慢性的な歯周病から多く分離される。T.d.菌、T.f.菌と共生し重症化させる

Treponema denticola（T.d.菌）
トレポネーマ・デンティコーラ

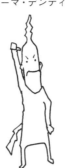

Tannerella forsythia（T.f.菌）
タンネレラ・フォーサイシア

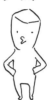

●3人がつるむと、とにかく歯周病が進行する

●まあまあ悪い

Aggregatibacter actinomycetemcomitans（A.a.菌）
アグリゲイティバクター・アクチノミセテムコミタンス

急速な歯周組織破壊をもたらす。感染性心内膜炎、敗血症、肺炎の原因になるとされる

●細菌同士を結びつけるのが上手

Fusobacterium nucleatum（F.m.菌）
フソバテリウム・ヌクレアタム

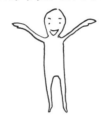

近年、大腸がんとの関連が示唆されている

●その他の方々

桿菌   球菌

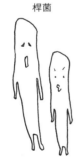 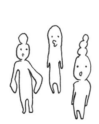

足場を作ったりする。悪さはそこそこ

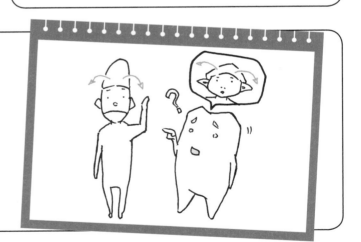

本ページは以下の文献を参考にしました
・Parashara A, Parasharb S, Zingadea A, et al. Interspecies communication in oral biofilm: An ocean of information. Oral Science International. 2015；12（2）：37-42.
・中山浩次. 口腔細菌（ポルフィロモナス・ジンジバリス Porphyromonas gingivalis）. 日本細菌学会. http://jsbac.org/youkoso/porphyromonasGingivalis.html （2020.8.30アクセス）
・石原和幸. Treponema denticolaの病原性因子. 日歯周誌. 2017；59（3）：144-151.
・阿部亜美, 佐伯　渉, 長谷部晃, ほか. Aggregatibacter actinomycetemcomitansによるインフラマソームの活性化. 北海道歯学雑誌. 2015；35（2）：123-132.
・Casasanta MA, Yoo CC, Barath Udayasuryan B, et al. Fusobacterium nucleatum host-cell binding and invasion induces IL-8 and CXCL1 secretion that drives colorectal cancer cell migration. Science Signaling. 2020；13（641）：eaba9157

歯周病の話 編

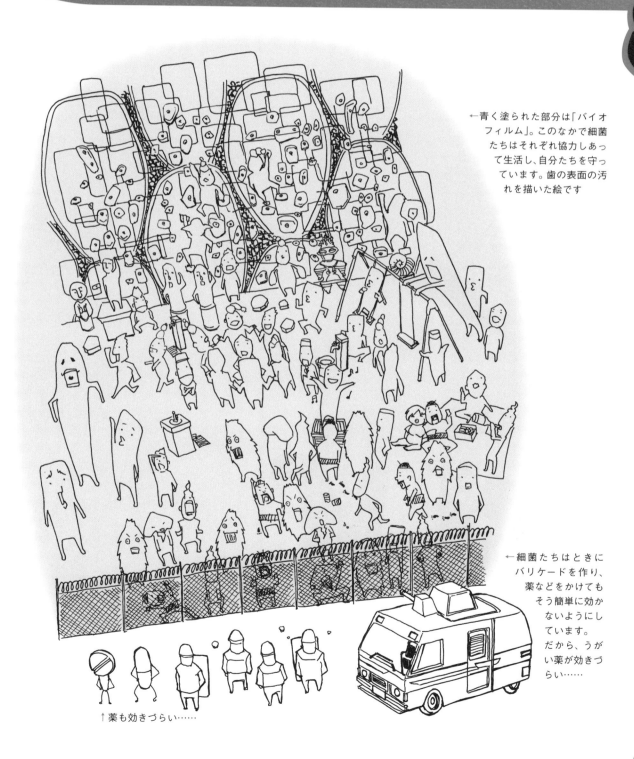

←青く塗られた部分は「バイオフィルム」。このなかで細菌たちはそれぞれ協力しあって生活し、自分たちを守っています。歯の表面の汚れを描いた絵です

←細菌たちはときにバリケードを作り、薬などをかけてもそう簡単に効かないようにしています。だから、うがい薬が効きづらい……

↑薬も効きづらい……

51

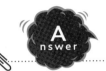

Question

歯周病ってどんな病気なの?

A nswer 歯周病は、歯と歯ぐきのあいだで炎症がおこることです

歯は、歯ぐきに埋まっています。この「歯」と「歯ぐき」のあいだに細菌が溜まり、炎症が起こることで、歯周病という病気になります。

●こんな症状、ありませんか?

●たとえば、リンゴとかをかじって血がでませんか?

●歯ブラシのたびに、血や膿がでませんか?

●歯が揺れていませんか?

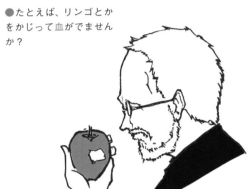
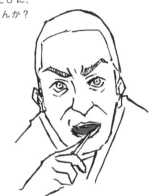
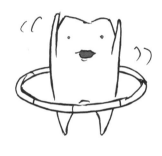

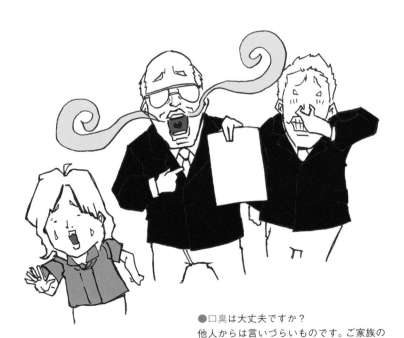

●口臭は大丈夫ですか?
他人からは言いづらいものです。ご家族の方から伝えてあげるのも優しさです

●歯がグラついたら歯周病がかなり進行しています。木でいえば、鉢や土がなくなる病気です。そうなると倒れたり、抜けたりしてしまいますね

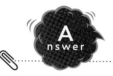
歯周病は、口にどんな症状が出るの?

A
nswer

まず、歯の抜ける原因の一つです

成人の歯が抜ける原因の40%は歯周病とされています。

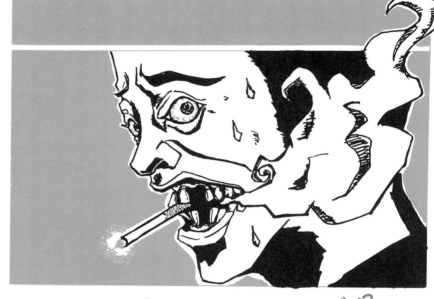

よく言われる、

年を取ったから
歯がなくなった

ではありません

マジで?　　　　　　　タバコもマズい?

タバコは歯周病を悪化させます。百害あって一利なし。
治療効果も著しく低下させます。禁煙、やっぱり大切です。

A
nswer

「痛い」「臭い」「血が出る」……多彩な症状があります

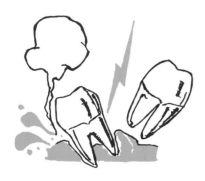

歯周病は「サイレントディジーズ」(静かな病気)とも呼ばれており、痛みなどの症状が出にくいのも特徴です。一方で、症状が出たときにはかなり病状が進行していて、すでに重度になってしまい、いきなり抜歯をしなければならないということもあります。早期発見・早期治療、そしてなにより予防が大切です。歯周病は、予防ができる病気です

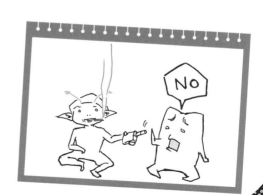

歯周病には、だれがかかるの？ あと、どんな影響がある？

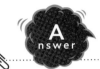

A nswer

歯周病は多くの人が罹患している国民病です。 そして、全身に影響を及ぼす病気です

実は多くの人が罹患している歯周病。症状が出にくいだけにあまり気づかれていないだけなのかもしれません。

●歯周病は国民病

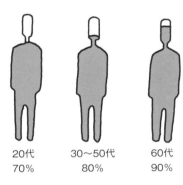

20代　　　30～50代　　60代
70%　　　80%　　　90%

若いときにでもかなりの人が歯周病に罹患します。年を重ねるにつれてその有病率は増え、ほぼすべての人が歯周病になります。まさに国民病です！

●歯周病の原因となる菌が歯ぐきから血管に入り込み、最悪全身に広がることも……

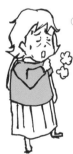

①高齢者では、肺炎にかかりやすくなります

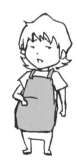

②妊婦さんでは、早産の可能性が高まります

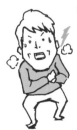

③心臓や脳血管の疾患にかかりやすくなります

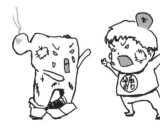

④歯周病と糖尿病はお互いに影響し合うことがわかっています。つまり、両方の疾患が悪化していくのです

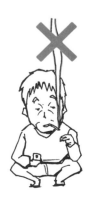

⑤タバコは歯周病の原因になるというよりは、歯周病を悪化させる原因となります

Q uestion

歯周病の部位では、何が起きているの?

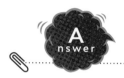

単純に言うと、「歯周組織」で「炎症」が起きているのです

歯周とはその名の通り「歯の周り」の部分です。この細かいところで細菌と主に白血球による戦いが起きているのです。

●歯周とは主に歯と歯肉のあいだの部分

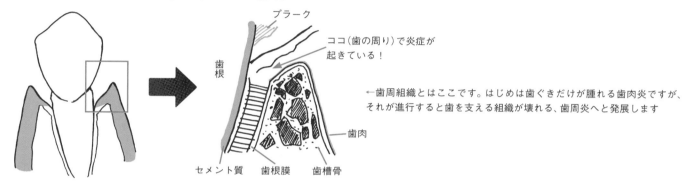

プラーク

ココ(歯の周り)で炎症が起きている!

歯根

←歯周組織とはここです。はじめは歯ぐきだけが腫れる歯肉炎ですが、それが進行すると歯を支える組織が壊れる、歯周炎へと発展します

歯肉

セメント質　歯根膜　歯槽骨

●歯周病の部位では細菌と白血球の戦いが起きている

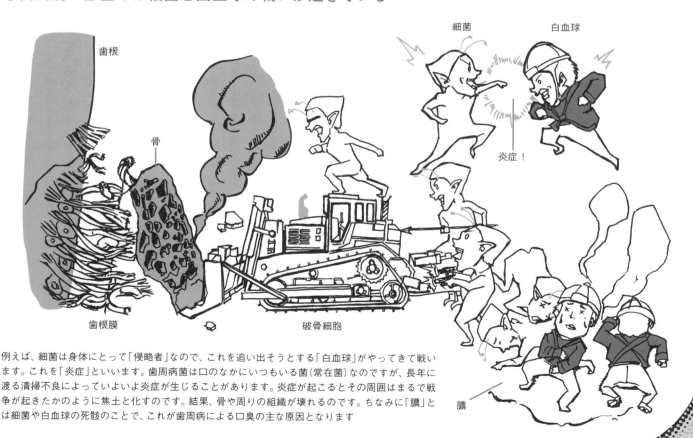

歯根

骨

細菌

白血球

炎症！

歯根膜

破骨細胞

膿

例えば、細菌は身体にとって「侵略者」なので、これを追い出そうとする「白血球」がやってきて戦います。これを「炎症」といいます。歯周病菌は口のなかにいつもいる菌(常在菌)なのですが、長年に渡る清掃不良によっていよいよ炎症が生じることがあります。炎症が起こるとその周囲はまるで戦争が起きたかのように焦土と化すのです。結果、骨や周りの組織が壊れるのです。ちなみに「膿」とは細菌や白血球の死骸のことで、これが歯周病による口臭の主な原因となります

歯周病菌のことを教えて!

Answer 口のなかの菌は、自分たちの棲家を口のなかに
作ります。だから、やっかいなのです

口のなかには現在わかっているだけで500種類以上の細菌が棲み着き、清掃状態が悪い人では何兆もの菌がいると推定されています。こうした細菌がどのようにして「悪さ」をするのか、歯周病につながるのか、その仕組みをみていきましょう。

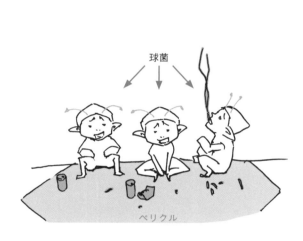

①まず、歯の表面の唾液などに由来するタンパク質の膜(ペリクル)に球菌が付着します

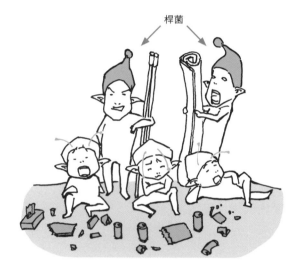

②そのうち、別の菌種である「桿菌」というのも集まってきてしまいます

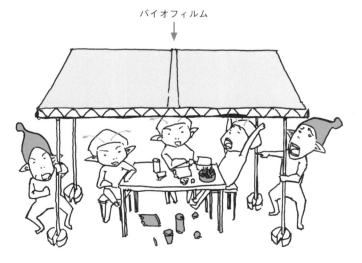

③球菌や桿菌は自分たちで集落を作ってしまいます。これを「バイオフィルム」といいます。ヌメヌメしています

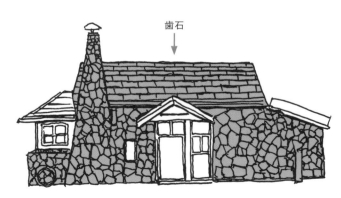

④集落は、口の中の唾液に含まれるカルシウムなどを吸収して、どんどん硬くなっていきます。これを、「歯石」といいます

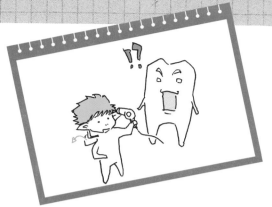

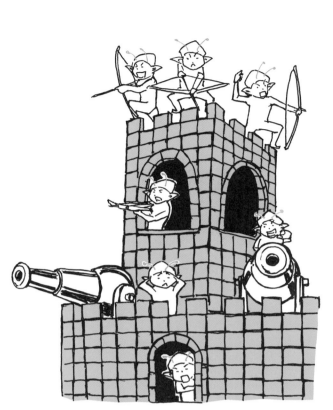

⑤この歯石にばい菌が住みつき、口のなかで悪さをするのです！だから歯石は取らないといけないのです

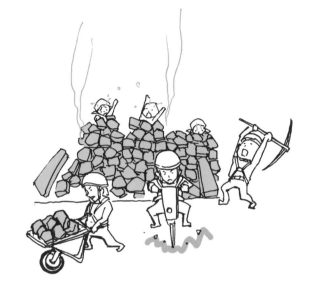

⑥でも、歯石は歯みがきでは取ることができません。棲家ごと、ばい菌を歯科医院で取り除きます

ちなみに、歯石自体が悪さをするわけではありません。あくまでもそこに棲み着くばい菌が悪さをするのです。

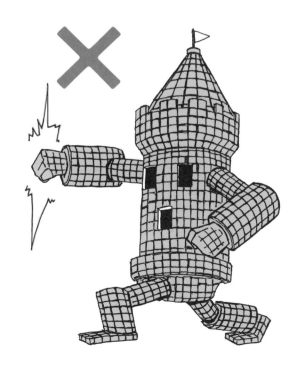

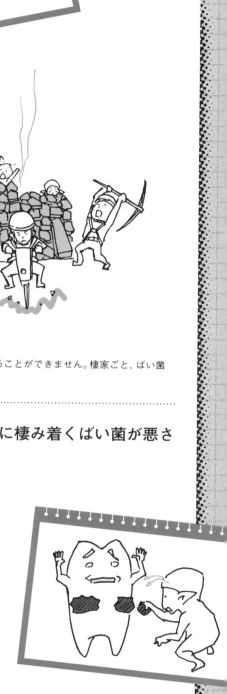

自分自身が石灰化する（固くなる）ばい菌もいます。これが歯石にならないように定期的にクリーニングを行う必要があるのです

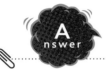

歯周病には歯みがきがいいの?

まずできること、それはやはり歯みがきです

歯医者に行くと、「歯みがきしろ」とうるさくいわれますよね。これには理由があるのです。

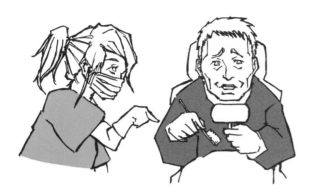

●歯周病の原因は「ばい菌」でした。このばい菌を退治すれば(除菌すれば)よいわけです。つまり、歯みがきは「除菌」であるのです!

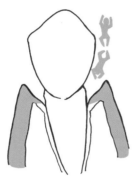

●ばい菌は歯の上のほうから、下のほうに向けて侵入してきます

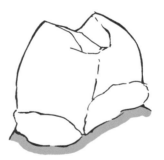

●そして、歯の付け根、歯と歯との隙間にばい菌が溜まっていきます

つまり……

歯と歯ぐきの隙間にばい菌が入り込む前、まだ歯の表面にある段階でばい菌を排除するのが効率的なのです。

掃除だって、まずは上の方を掃除してから、下の方をやったほうが効率的ですよね

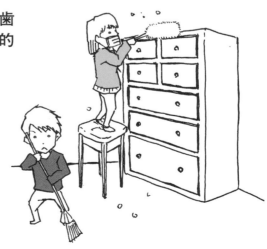

歯周病に、歯科医院ではなにをするの?

Question

Answer まず、歯周病の進行を確かめて、そのあと歯ブラシの
届かないところの歯石を落とします

歯科医院では、まず歯周病が進んでいるか確かめるために、「歯周ポケット」を測っています。
「歯周ポケット」が3〜4mm以上あると歯周病と考えられます。

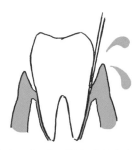

↑歯周病にかかっていない歯は、歯と歯ぐきがしっかり
くっついていますが、歯周病となるとそのつながりが壊
れて緩くなり、プローブが深く入るようになるのです

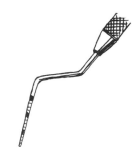

↑歯周ポケットを測る「プローブ」。
先端が定規のようになっていて、深
さを測れるのです

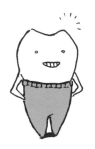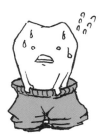

歯と歯ぐきのあいだ、歯ブラシの届かない部分の歯石はスケーラーで落とします。

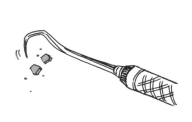

①これは「手用スケーラー」といいます。
先端が細くなっていて、歯ブラシが届か
なかったり頑固にこびりついた歯石を
落とすのです

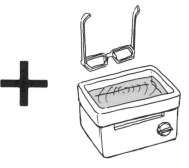

②超音波洗浄機(眼鏡屋さんの店先
でよく見かけますね)

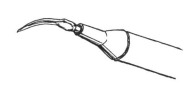

③手用スケーラーと超音波が組み合わさると、
「超音波スケーラー」に進化します。超音波で歯
石をガリガリ落としていきます

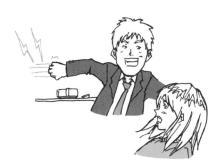

ちょっと嫌な音がする
かもしれません……

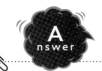
歯石取りでも痛いのですが……

**痛いときには麻酔するのも一つの手です。
あとは歯みがきも……**

頑固にこびりついた歯石、やはり落とすのは大変です。なので、こびりつく前のケアが重要なのですが……

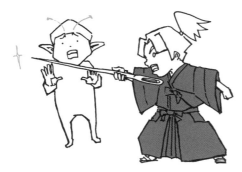

●歯石は歯としっかりとくっついているために、先端が尖ったものを使うことで剥がします。これが、痛いときもあります

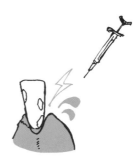

●麻酔を使うことも可能です。歯周病になっていると歯ぐきの腫れがあったり、根の表面に触れるので痛い場合があります。どうしても辛い場合は、歯科医院で聞いてみてください

結局は歯みがきが大切です。

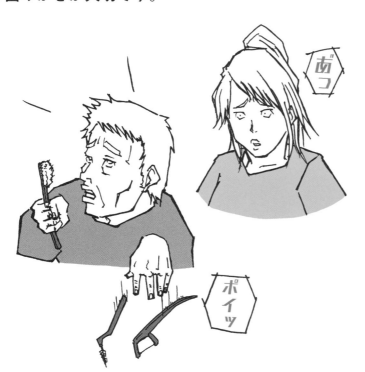

歯みがきをしっかりしないで歯ぐきが腫れていれば、それはそれで痛い
毎日の歯みがきが一番の治療です。ご説明したことは、やっぱり頑張ってもらいたいと思います

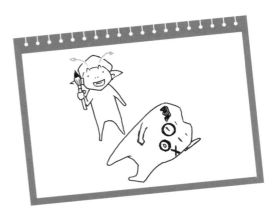

歯周病って治るのですか?

Answer 口のなかから悪さをする菌をすべて追い出すのは
できません。プラークコントロールが重要です

「プラーク」とはばい菌の塊です。つまり、ゼロにはできないばい菌の量をコントロールして、身体が負けない量にしてあげようということです!

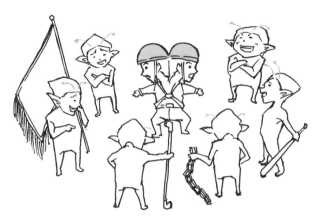

●歯周病の症状が出るということはばい菌に身体が負けている
状態といえます

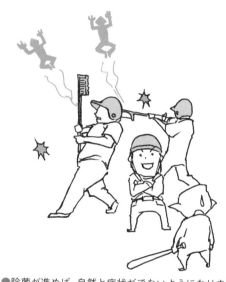

●除菌が進めば、自然と症状がでないようになります

そのためには、まずは歯みがき(歯ブラシ、フロス、その他)が重要になるのです

ちなみに……

重度の歯周病には、外科的な処置も行われる!

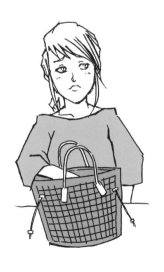
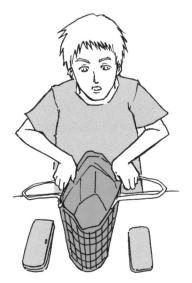

器具を歯周ポケットに突っ込んでも歯石やばい菌を取り切れない
場合もあります。だから、歯の周りを開いてきちんと見える状態に
して歯周病の原因を取り去ることもあります。これはかなり重度な
場合に用いられます

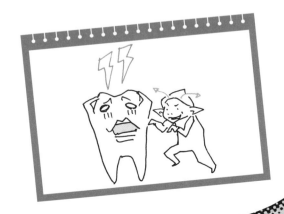

❶

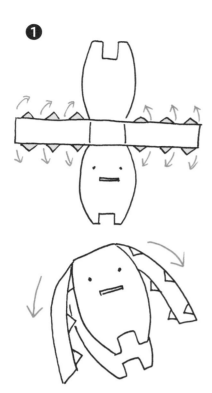

❸

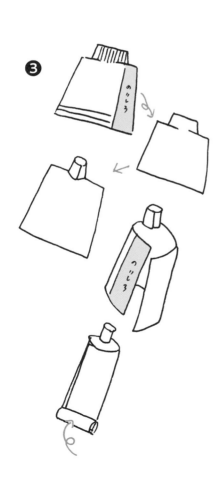

❷

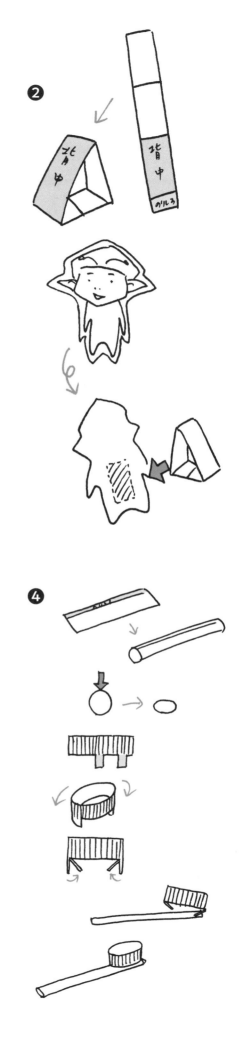

❹

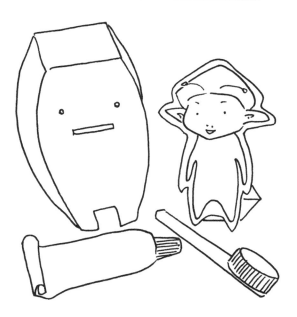

使われなかった（使い切れなかった）イラストたち

それぞれ、どこの章に入るはずの絵だったか、想像してみてくださいネ

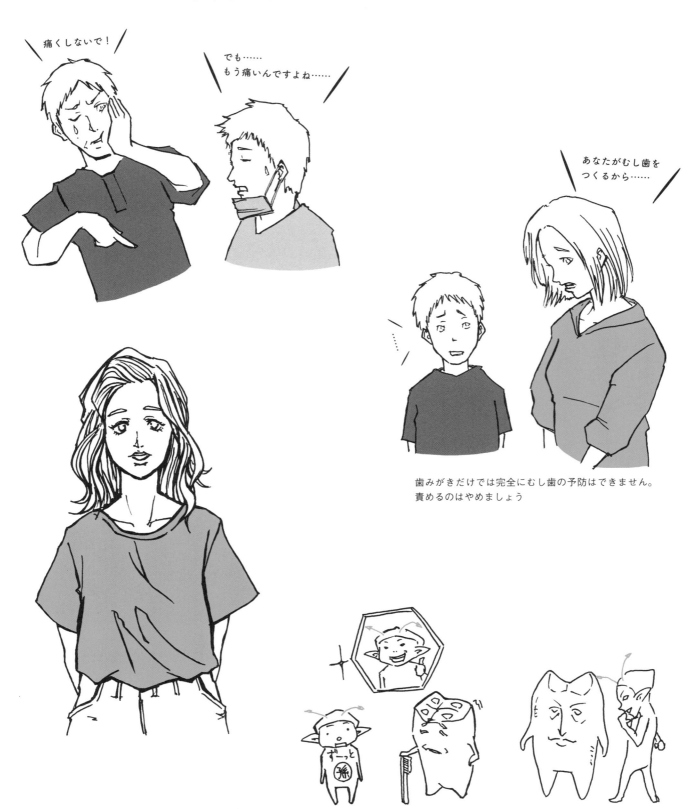

痛くしないで！

でも……
もう痛いんですよね……

あなたがむし歯を
つくるから……

歯みがきだけでは完全にむし歯の予防はできません。
責めるのはやめましょう

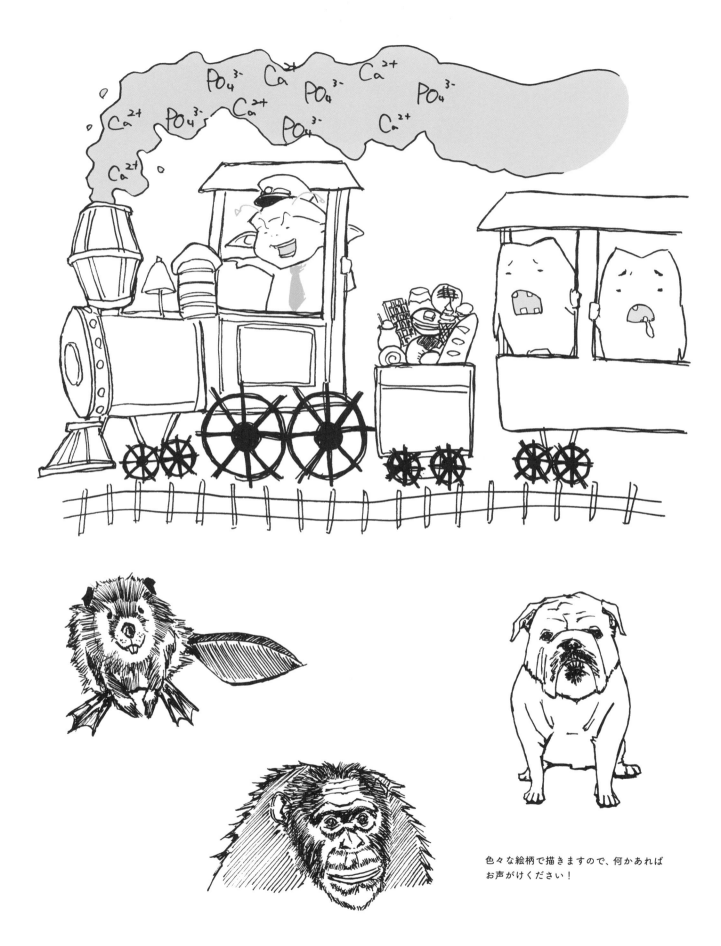

色々な絵柄で描きますので、何かあれば
お声がけください！

歯科医院のトリセツ

笠間慎太郎／著

定価（2,700円＋税）　ISBN978-4-263-44597-6

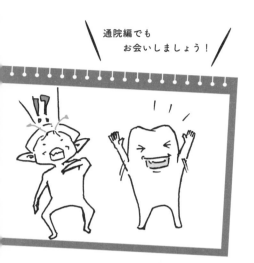

通院編でも
お会いしましょう！

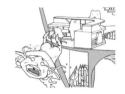

歯科医院の
トリセツ

笠間慎太郎／著

通院編

医歯薬出版株式会社

歯科医院はむし歯の治療以外にも何をしてくれるの……？　医院のなかで働いている、あの人なにをやっているの……？　そんな歯科医院にまつわる疑問を、多彩なタッチのイラスト（すべて筆者による描きおろしです！）で解説した本書『歯科医院のトリセツ 通院編』。歯科医院を活用して、いろいろなお口の悩みを解決できるかもしれないきっかけが見つかるかもしれません。

◎目次

◎図解

おわりに

昨今の新型コロナウイルスによる影響は日々の生活様式を一変させました。

さまざまな価値観も変化し、

それは歯科医療においても例外ではありません。

そのなかでも、普遍のものはあります。

今回, 本書とその姉妹編

『歯科医院のトリセツ 通院編』においてその普遍なこと、

つまり今後も大きくは変化しないであろう基本的な歯医者さんに

まつわる話をさせていただきました。

執筆に当たっては患者さんに向けた本としてスタートしましたが、

新しく業界に飛び込んでくださった、

将来の歯科業界を担うデンタルスタッフの方々も意識しています。

企画の始まりはSNS、Twitterの私の投稿です。

今やSNS発信の書籍化は当たり前の時代となっています。

歯科も同様にこの流れに拍車がかかり、

新しい感性の著作が増えることを願ってやみません。

最後に

今、本書をご覧の貴方に感謝申し上げます。

待って待って、
なんか閉じるの
早くない？

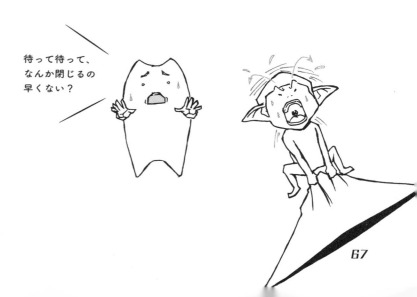

【著者】

笠間 慎太郎（かさま しんたろう）

1982 年 神奈川県出身
2007 年 歯科医師国家試験合格
2012 年 歯学博士
2017 年 かさま歯科クリニック院長
現在に至る

歯科医院のトリセツ 治療編　　ISBN978-4-263-44596-9

2020 年 9 月 10 日　第 1 版第 1 刷発行

著　者　笠　間　慎太郎
発行者　白　石　泰　夫

発行所　**医歯薬出版株式会社**

〒 113-8612　東京都文京区本駒込 1-7-10
TEL.（03）5395-7638（編集）・7630（販売）
FAX.（03）5395-7639（編集）・7633（販売）
https://www.ishiyaku.co.jp/
郵便振替番号 00190-5-13816

乱丁，落丁の際はお取り替えいたします.　　印刷・壮光舎印刷／製本・愛千製本所
© Ishiyaku Publishers, Inc., 2020. Printed in Japan